Ralph Janik
Frakturen und Luxationen

Ralph Janik

Frakturen und Luxationen

Leitfaden unter Berücksichtigung der Gegenstandskataloge III und IV

1977

Walter de Gruyter · Berlin · New York

Dr. med. Ralph Janik
5470 Andernach

Das Buch enthält 124, zum Teil zweifarbige Abbildungen

CIP-Kurztitelaufnahme der Deutschen Bibliothek

Janik, Ralph
Frakturen und Luxationen: Leitf. unter Berücks. d. Gegenstandskataloge III u. IV. – 1. Aufl. – Berlin, New York: de Gruyter, 1977.
ISBN 3-11-007080-4

Satz und Druck: Walter de Gruyter & Co., Berlin.
Bindearbeiten: Dieter Mikolai, Berlin.

Vorwort

Der vorliegende Leitfaden soll dem Studenten und Arzt in kurzgefaßter Form als Anleitung und Orientierungshilfe für die Knochenbruchbehandlung dienen.
Dem Studenten beantwortet das nach topographischen Gesichtspunkten gegliederte Buch in knapper, stichwortartiger Form die in den Gegenstandskatalogen für den zweiten und dritten Abschnitt der Ärztlichen Prüfung angesprochenen Fragen aus den Fächern Allgemeine und Spezielle Chirurgie, die sich auf die Fraktur- und Luxationsbehandlung beziehen.
Übersichtlich und kurz wurden die konservativen und operativen Indikationen und Techniken unter Verzicht auf Röntgenbilder skizziert.
Ein Leitfaden kann selbstverständlich ein Lehrbuch nicht ersetzen. Diese Aufgabe erfüllen z. B. die Werke von Böhler, Küntscher, Müller-Allgöwer-Schneider-Willenegger.
Die Vorteile der stabilen Osteosynthese für die Knochenbruchbehandlung: die Marknagelung und das AO-Verfahren (Arbeitsgemeinschaft für Osteosynthese) fanden Berücksichtigung. Aber auch auf die Gefahren der operativen Behandlung wurde hingewiesen..
Die Indikation und die Wahl des richtigen Verfahrens: konservativ oder operativ ist für den Behandlungserfolg von entscheidender Bedeutung. Sollte dieser Leitfaden einen Beitrag hierzu beisteuern, so hat er seinen Sinn und Zweck erfüllt.

Mai 1977 Ralph Janik

Inhaltsverzeichnis

Allgemeiner Teil

Knochenbruch	**= Fraktur = Kontinuitäts-unterbrechung des Knochen**
Verrenkung	**= Luxation = Gelenkbildende Knochenenden berühren sich nicht mehr**

1. Einteilung der Frakturen

nach:

Ursache

- **Traumatische** Fraktur:
  bei Gewalteinwirkung
- **Spontan – oder pathologische Fraktur:**
  Knochen ist pathologisch verändert und bricht bei geringfügiger Belastung
- **Ermüdungsfraktur:**
  z. B. Marschfraktur

Stelle der Gewalteinwirkung

- **Direkte** Fraktur:
  entsteht am Ort der Gewalteinwirkung
- **Indirekte** Fraktur:
  entsteht fern der Gewalteinwirkung

Grad der Kontinuitätstrennung

- **Unvollständige** Fraktur
- **Fissur:**
  feiner Sprung im Knochen
- **Infraktion:**
  Fraktur durchzieht nur einen Teil des Knochens
- **Vollständige** Fraktur
- **Grünholz**fraktur:
  subperiostale Fraktur, d. h. der Knochen bricht, aber das Periost bleibt unverletzt

Hautbeteiligung

- **Geschlossene** Fraktur
  ohne Hautverletzung
- **Offene = Komplizierte** Fraktur
  mit Hautverletzung (Gefahr der Infektion: Osteomyelitis)

Form und Art

- Querbruch
- Schrägbruch
- Längsbruch
- Schraubenbruch
- Stückbruch
- Splitterbruch
- Impressionsbruch

Entstehungsmechanismus

- **Biegungs**fraktur:
  Wird ein Knochen zu stark auf Biegung beansprucht, so entsteht ein Biegungsdreieck auf der konkaven Seite.
- **Kompressions**fraktur
- 2 Kräfte wirken von beiden Seiten auf die gleiche Knochenpartie, z. B. Fersenbeinbruch, Wirbelbruch.
- **Torsions**fraktur
- **Scherungsfraktur**
- **Riß**fraktur

2. Dislokation der Fragmente

Dislocatio ad *axin*	Abknickung (am häufigsten)
Dislocatio ad *latus*	seitliche Verschiebung
Dislocatio ad *peripheriam*	Drehung um Längsachse
Dislocatio ad longitudinem cum *contractione*	Verkürzung
Dislocatio ad longitudinem cum *distractione*	Verlängerung (sehr selten, praktisch nur bei Abrißfrakturen, z. B. Querfraktur der Patella)

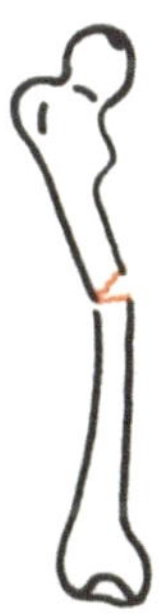

Dislokatio
ad axin

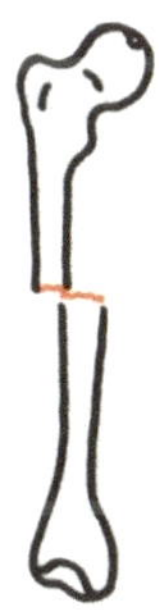

Dislokatio
ad latus

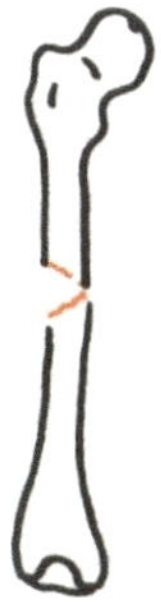

Dislokatio
ad peripheriam

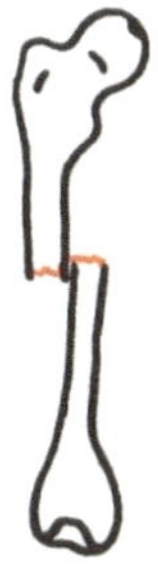

Dislokatio
ad longitudinem cum
contractione

3. Diagnose der Fraktur

Unsichere Frakturzeichen sind	– Tumor (Weichteilschwellung) – Dolor (Schmerz) – Functio laesa (mangelhafte Gebrauchsfähigkeit) – Hämatom (Bluterguß)
Sichere Frakturzeichen	– Abnorme Beweglichkeit – Positives Röntgenbild

4. Knochenbruchheilung

4.1 Normale Frakturheilung

Die Regeneration erfolgt vom **Periost,** teils auch vom Endost und Retikulum. Die Osteoblasten bilden **Callus,** der aus Zellen und Fasern besteht: **Bindegewebiger Callus.** Später entsteht hieraus durch Salzeinlagerung (Kalziumphosphat) der reguläre Knochen.

Man unterscheidet:

Primäre **Callusbildung**	Knochenbruchheilung ohne röntgenologisch sichtbare Callusbildung, bei absoluter Ruhigstellung unter Druck (AO-Verfahren = Arbeitsgemeinschaft für Osteosynthesefragen)
Callus luxurians	Übermäßige Callusbildung, bei **ungenügender** Ruhigstellung

Bei der Frakturheilung wirken:

Druck	**Callus*fördernd***
Schub-, Dreh-, Scher-, Biegekräfte	**Callus*hemmend***

4.2 Verzögerte oder ausbleibende Konsolidierung

Verzögerte Konsolidierung	Übliche Zeit der Heilung wird überschritten. **Röntgenologisch:** Aufhellungsspalt im Callus.
Pseudarthrose	Falsches Gelenk bei ausbleibender Konsolidierung
Röntgenologisch:	Spalt zwischen den sklerosierten Fragmentenden mit Abdeckelung des Markraumes.
– ***Straffe*** **Pseudarthrose**	Straffe, bindegewebige Verbindung der Fragmente mit kaum nachweisbaren Wackelbewegungen.

– *Schlaffe* **Pseudarthrose**	Deutliche Beweglichkeit mit schweren Funktionsstörungen.
Ursache der Pseudarthrose	– **Mechanischer Störfaktor:** Mangelhafte oder zu kurze Ruhigstellung – **Sperrpseudarthrose:** z. B. durch Fibula, so daß Tibiafragmente sich nicht berühren können – **Defektpseudarthrose:** z. B. durch Entsplitterung; die Fragmentenden runden sich unter Abdeckelung der Markräume mit Defektbildung ab. – **Infektion**
Prädilektionsstellen der Pseudarthrose	– Unterschenkel (Übergang: mittleres – distales Drittel) – Os navikulare – Schenkelhals

Bei der Frakturbehandlung müssen *Achsen-Knickungen* vermieden werden, da sie besonders an der *unteren* Extremität zur *sekundären Arthrosis deformans* der benachbarten Gelenke führen!

5. Komplikationen bei Knochenbrüchen

5.1 Primäre Komplikationen

Komplizierte (Offene Fraktur)	
Nervenschäden, z. B.	n. radialis
	n. peroneus
	Querschnittslähmung
Gefäßschäden	Thrombose
	Nekrose, Gangraen
	Verblutung
Weichteilverletzungen	Muskulaturverletzungen
	Sehnenverletzungen
Verletzungen der inneren Organe	Gehirnverletzungen
	Lungenverletzungen
	Milzverletzungen
	Leberverletzungen
Fettembolie	**Pulmonale** Form:
	Dyspnoe
	Zyanose
	Schaumiger Blutauswurf
	Zerebrale Form:
	Motorische Unruhe
	Angstgefühl
	Erbrechen

5.2 Sekundäre Komplikationen

5.2.1 Infektion

5.2.2 Myositis ossificans

Metaplastische Muskelverknöcherungen, besonders nach Hyperextensionsfrakturen des Oberarmes beim Kind.

Ursache
Primäres Trauma
Gefäßschädigung
Blutung
Muskelnekrose

Fehlerhafte Nachbehandlung
Frühzeitige Massage
Passive Bewegungsübungen
Operative Beseitigung
nur bei starker Bewegungseinschränkung oder Druckerscheinungen auf Nerven und Gefäße indiziert

5.2.3 Ischämische Kontraktur (Volkmann)

Sie stellt die schwerste Spätkomplikation nach einer kindlichen suprakondylären Hyperextensionsfraktur des Oberarms dar. **Beugekontraktur** der Finger bis zum unlösbaren Faustschluß – sog. Krallenhand – sind klinisch auffälligste Zeichen.

Entstehung
Nach einer **Ischämie** distal der Verletzungsstelle zerfällt der Großteil der Muskulatur schollig und wird durch Narbengewebe ersetzt. Da die Narbenmassen auf der Beugeseite überwiegen, resultiert eine Beugekontraktur.

Ursache der Ischämie
- Reiten der Arterie in der Ellenbeuge über einem Fragment,
- Unzureichende Reposition der Fragmente und Anlegen eines zirkulären Gipsverbandes.

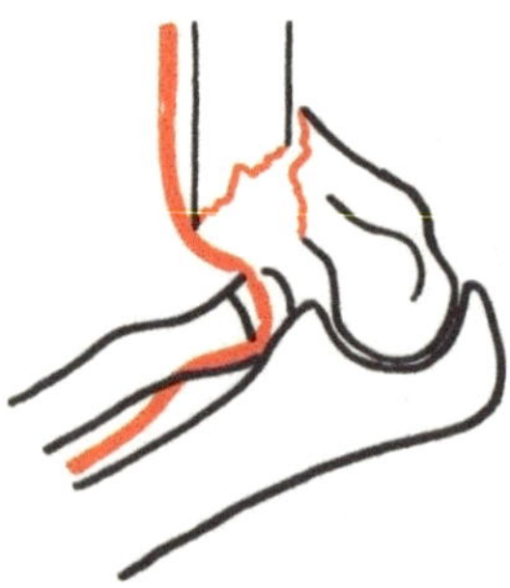

Suprakondyläre Fraktur
Kompression der A. brachialis durch das proximale Fragment

Das *Anlegen* eines *zirkulären* Gipsverbandes bei einer *frischen Fraktur* im Kindesalter wird als *Kunstfehler gewertet!*

5.2.4 Sudeck-Syndrom

Das Sudeck-Syndrom stellt eine *Durchblutungs-* und *Stoffwechselstörung* an Knochen und Weichteilen der Gliedmaßen dar. Es kann als die häufigste ernstere Komplikation nach einer Fraktur angesehen werden, tritt aber auch *ohne* Fraktur auf:
nach Weichteilverletzungen, Thrombosen, Nervenschäden sowie Entzündungen, z. B. Panaritium.

Eine veränderte Reaktionsbereitschaft des *Sympathikus* begünstigt die Entstehung eines Sudeck-Syndroms.

Stadieneinteilung des Sudeck-Syndroms

Sudeck I:	**Akute Phase** Eine Rückbildung ist **vollkommen** und in wenigen **Wochen** möglich.
Symptome:	Bewegungsschmerz der Gelenke (meist Fuß), Rötung, Schwellung, Erwärmung der Haut (pathologisch gesteigerte Heilentzündung)
Röntgenologisch:	Feinstfleckige Entkalkung (Entschattung)
Sudeck II:	**Dystrophie** Eine Rückbildung ist **vollkommen** in wenigen **Monaten** möglich!
Symptome:	Unerträglicher Bewegungsschmerz quälender Spontanschmerz Glanzhaut (kalte Zyanose)
Röntgenologisch:	Schwerste fleckige Entschattung
Sudeck III:	**Endatrophie** **Keine** Rückbildung!
Symptome:	Haut hochgradig kälteempfindlich Gelenkversteifungen Muskelatrophie
Röntgenologisch:	Diffuse Entkalkung bei feinsten weitmaschigen Spongiosabälkchen. Kortikalis sehr schmal (Glasknochen).

6. Behandlung der Knochenbrüche

Konservativ

Alle Maßnahmen, welche nicht der rein funktionellen und operativen Versorgung angehören, z. B. Ruhigstellung im Gips – oder Streckverband.

Operativ

Osteosynthese, z. B. Marknagelung oder AO-Verfahren (AO: Arbeitsgemeinschaft für Osteosyntheseverfahren)
Die **Marknagelung** ist eine
– belastungsstabile Osteosynthese
das **AO-Verfahren** ist eine
– bewegungsstabile Osteosynthese

Funktionell

Während oder nach der Ruhigstellung wird der verletzte Skelettabschnitt vorsichtig und zunehmend aktiv geübt.

Die 3 Grundsätze der Knochenbruchbehandlung sind:

Reposition — **Einrichten der Knochenfragmente**

Retention — **Ruhigstellung**

***Funktionelle Behandlung* aller nicht ruhiggestellten Gelenke.**

6.1 Reposition

Unter Zug und Gegenzug werden die Fragmente eingestellt (eingerichtet). Wichtige Voraussetzung für eine gute Reposition ist die Schmerzausschaltung.

6.2 Retention

6.2.1 Schienenverbände

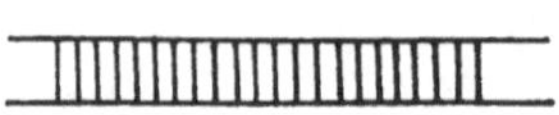

Kramerschiene

– **Kramerschiene**
Drahtleiter, die in die erforderliche Form gebogen werden kann.

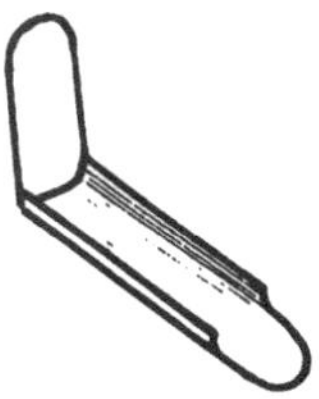
Volkmannschiene

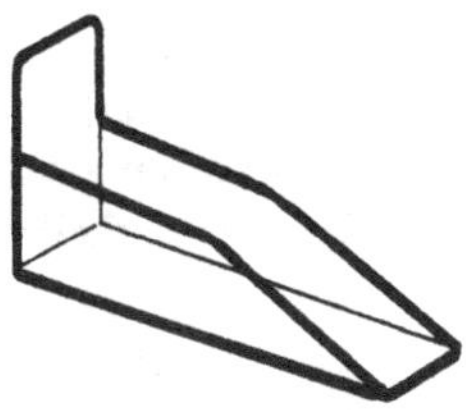
Braunsche Schiene

- **Volkmannschiene**
  Rinnenförmig, mit einem T-Stück am Fußende, welches ein Umkippen verhindert.
- **Braunsche Schiene**
  Findet meist als Schaumstoffschiene Anwendung und gestattet eine Lagerung des Beins bei gebeugtem Knie.

6.2.2 Gipsverbände

- **Gipsschiene, mit Mullbinde fixiert**
  Bei frischen Frakturen, damit eine begleitende Schwellung nicht zu Durchblutungsstörungen führt.

- **Zirkulärer Gipsverband**
  Nach Abschwellung wird die Gipsschiene in einen zirkulären Gipsverband umgewandelt.

- **Gefensterter Gipsverband**
  Offene Wunden sind der Behandlung zugänglich.

6.2.3 Streckverbände

- **Belastung mit Gewichten bei Extension:**

- **Heftpflasterstreck**
  Er greift an Weichteilen an und ist besonders für Kinder geeignet. (z. B. Oberschenkelbruch beim Kleinkind: vertikale Suspension).

- **Draht- oder Nagelextension**
  Er greift am Knochen an:
  Kirschner Draht mit Spannbügel oder Steinmann Nagel mit Bügel.

Belastung mit Gewichten bei Drahtextension:

1. **Oberschenkelfraktur**
   mit Angriffspunkt:

suprakondylär: 1/10 des KG (Körpergewichtes)
Tuberositas tibiae: 1/7 des KG

2. **Unterschenkelfraktur**
mit Angriffspunkt:
Calcaneus: 3 kg unabhängig vom KG
3. **Armfraktur**
mit Angriffspunkt:
Olecranon: 3 kg unabhängig vom KG

6.3 Funktionelle Behandlung

Die funktionelle Behandlung aller nicht ruhiggestellten Gelenke beginnt sofort nach der Ruhigstellung, um Gelenkversteifungen und Muskelatrophien zu vermeiden.

6.4 Operative Behandlung

Vorteil

- Gute anatomische Stellung der Bruchstücke
- Vermeidung von Versteifungen durch sofortige Bewegung
- Erleichterung der Pflege

Nachteil

- Infektionsgefahr (Ostitis)

Methoden

- Drahtnaht und Cerclagen (heute selten)
- Schrauben
- Marknagelung nach Küntscher mit Aufbohrung der Markhöhle bei
  1. Oberschenkelschaftfrakturen
  2. Quer- und Schrägbrüche im mittleren Tibiadrittel
  3. Pseudarthrosen an Ober- und Unterschenkel

Gedeckte Marknagelung nach Küntscher
Ohne Freilegung des Bruches werden die Fragmente unter Röntgenkontrolle (Bild-

wandler) aufeinandergestellt und von einer entfernten Stelle aus genagelt.

Offene Nagelung
Freilegung der Fragmente und Nagelung in offener Wunde.

- AO-Verfahren (AO: Arbeitsgesellschaft für Osteosynthese)

Prinzip: Freilegung des Bruchgebietes, Adaption der Bruchenden unter Kompression, stabile Fixation mit entsprechenden Schrauben u. Platten (z. B. AO-Spongiosaschrauben, Corticalisschrauben, Neutralisations-, Abstützplatten).

7. Luxationen

Definition

Luxation: Verrenkung; die gelenkbildenden Knochenenden berühren sich nicht mehr.

Hauptmerkmal

der Luxation ist die federnde Fixation und die oft tastbare leere Gelenkpfanne, im Gegensatz zur abnormen passiven Beweglichkeit der Fraktur. Meist besteht ein Kapselriß!

Diagnose

Die Diagnose wird gesichert durch:
- Federnde Fixation
- Tastbarkeit der Gelenkkörper
- Röntgenbild: leere Gelenkpfanne.

Sonderformen

- **Subluxation:**
  Die gelenkbildenden Teile berühren sich teilweise.
- **Habituelle Luxation:**
  Ohne ein adäquates Trauma kommt es zu häufiger Reluxation.
- **Luxationsfraktur:**
  Fraktur in Gelenknähe mit gleichzeitiger Luxation im Gelenk.

Therapie

Reposition frühzeitig und schonend, anschließend *Ruhigstellung*

Spezieller Teil

1. Stumpfe Schädel-Hirntraumen

Einteilung

1. **Traumatische Trias**
- Commotio cerebri
- Contusio cerebri
- Compressio cerebri

2. **Einteilung nach Tönnis und Loew,** welche die Rückbildungsdauer aller Ausfallerscheinungen berücksichtigt.

1.1 Traumatische Trias

1.1.1 Commotio cerebri

Definition

Kurzdauernde Bewußtlosigkeit mit **retro**grader oder **antero**grader Amnesie (Erinnerungslücke vor oder nach dem Unfall) Das Hirntrauma läßt **keine** erkennbare Schädigung des Gehirns zurück.

Symptome

- Bewußtlosigkeit
- Retrograde und/oder anterograde Amnesie
- Erbrechen

Die vorübergehende Unterbrechung des *Reticulo-Thalamo-Corticalen* System ist der *wesentliche Grund* der Bewußtlosigkeit nach einer Commotio!
Für die *Aufrechterhaltung des Bewußtseins* ist das 3-gliedrige System *Hirnstamm-Thalamus-Hirnrinde* unbedingte Voraussetzung!

1.1.2 Contusio cerebri

Definition

Pathologisch-anatomisch faßbare Substanzschädigung des Gehirns.

Symptome

Neurologische Ausfälle, je nach Ort der Schädigung. „Stumme Regionen“ lassen den neurologischen Nachweis einer Läsion nicht zu!

Rindenprellungsherde

sind die Folge einer breitflächigen nicht penetrierenden Gewalteinwirkung!
Ihr *Sitz* sind die **basalen** Flächen sowie die **Pole** der Stirn- und Schläfenlappen.
Rindenprellungsherde sind an den **Gegenstoßstellen** häufiger lokalisiert als an den Stoßstellen!

1.1.3 Compressio cerebri

Definition

Hirndrucksteigerung infolge einer intrakraniellen Blutung oder eines Ödems.

1.1.3.1 Epidurales Hämatom

Ursache

Verletzung der A. meningia media oder einer ihrer Äste. Es handelt sich in 90% um eine arterielle Blutung!

Symptome

- **Freies Intervall**
  (Bewußtlosigkeit – Wiederansprechbarkeit – erneute Bewußtlosigkeit)

Das *freie Intervall* kann durch eine sekundäre Bewußtlosigkeit überdeckt werden.

- **Pupillenerweiterung** auf der Seite der Blutung
  (Homolaterale Pupillenerweiterung)
- **Paresen** auf der Blutungsgegenseite

1.1.3.2 Subdurales Hämatom

Ursache

Verletzung der parasagittalen Brückenvenen oder der basalen Venen der Pia mater. Es handelt sich um eine vorwiegend venöse Blutung, mit Sitz des Hämatoms auf der Stoßseite.

Symptome

Freies Intervall mit einer Dauer bis zu mehreren Tagen.

Häufig geht auf dem chronisch verlaufenden subduralen Hämatom ein *Bagatelltrauma* voraus.
Manchmal fehlt das *initiale* Symptom der Commotio cerebri: **Bewußtlosigkeit!**

1.1.3.3 Ventrikelblutung

1.1.3.4 Diagnostische Abklärung der Compressio cerebri

Zerebrale Angiographie
- Abdrängung des Hirns von der Schädelkalotte im Gefäßkontratbild
- Verlagerung und Aufbäumung von Gefäßen
- Kontrastmittelaustritte bei Kontusionsherden und intrazerebralen Blutungen

Echoenzephalographie
- Verlagerung des Mittelechos

Lumbalpunktion
- Blutiger Liquor
- Druckerhöhung

Probebohrung
- Vereinigt Diagnostik und Therapie. Man legt mehrere Bohrlöcher an der Konvexität im vermuteten Bereich an.

Computertomographie

1.2 Einteilung der stumpfen Schädel-Hirntraumen nach Tönnis-Loew

Sie berücksichtigt die *Rückbildung* aller Ausfallserscheinungen.

Hirnschädigung I:	Rückbildung bis zu 4 Tagen
Hirnschädigung II:	Rückbildung bis zu 3 Wochen
Hirnschädigung III:	Rückbildung länger als 3 Wochen

2. Rippenbrüche und Komplikationen

Formen

Einzelbrüche
bevorzugt: 6.–9. Rippe
sehr selten: 1. u. letzte freie Rippe
Serienfrakturen
Brüche mehrerer Rippen in derselben Ebene. Bei **Jugendlichen** sind Rippenserienfrakturen **seltener**, bei Älteren durch Knochenatrophie und Abnahme der Elastizität begünstigt.

Diagnose

Die Diagnose bei Rippenfrakturen kann aus **klinischen** Symptomen gestellt werden, da ein negativer Röntgenbefund eine Rippenfraktur nicht ausschließt!

Symptome

- **Frakturschmerz** beim Atmen und Husten
- **Fernschmerz** bei Kompression des Thorax
- **Lokaler Druckschmerz** und fühlbare Stufe

2.1 Therapie der unkomplizierten Rippenfraktur

2.1.1 Dachziegelverband

Der Dachziegelverband besteht aus 5–6 Streifen, welche vorn das Sternum, hinten die Wirbelsäule überragen. Der Verband wird in tiefer Exspiration angelegt.
Nachteil: Pflasterexanthem, daher immer nach 2–3 Tagen entfernen!

2.1.2 Cingulum

Das Cingulum ist ein breiter Heftpflasterverband, der in Exspirationsstellung am **unteren Brustkorbumfang** angelegt wird. Das Cingulum gewährleistet eine bessere Ruhigstellung, da es beide Thoraxhälften umfaßt. Zwerchfellatmung!

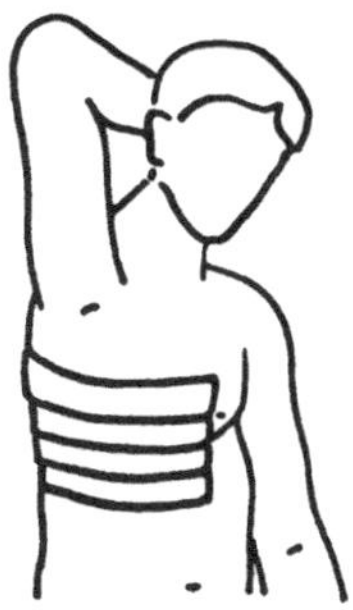

Dachziegelverband

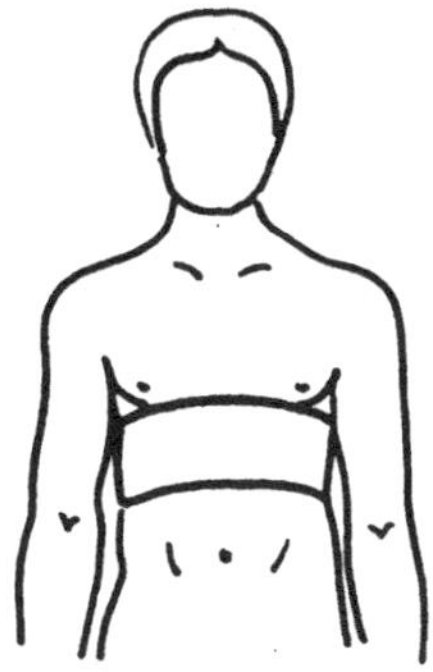

Cingulum

2.2 Frühkomplikationen der Rippenbrüche

2.1.1 Hämatothorax

Der Hämatothorax ist meist Folge einer **Pleuraverletzung.**
Durch Verletzung der A. intercostalis, seltener der A. thoracica interna kommt es zu Blutungen in die Pleurahöhle, wobei eine Verdrängung der Lunge zur gesunden Seite erfolgen kann.

Therapie

Punktion, um eine spätere Schwartenbildung zu vermeiden.

2.2.2 Pneumothorax

a) **Geschlossener** Pneumothorax
Verletzung der Pleura visceralis. Luft gelangt in den Pleuraspalt und es resultiert ein Lungenkollaps.

Therapie

Meist nicht erforderlich, da es zu einer spontanen Resorption der Luft kommt.

b) **Offener** Pneumothorax
Folge einer penetrierenden Thoraxverletzung.
Es kommt zu einer Verbindung zwischen Außenluft und Pleuraraum.

Lungenkollaps mit schwersten Störungen der Atmung und des Kreislaufs sind unmittelbare Folgen!

Therapie

Sofortige Umwandlung des offenen in einen **geschlossenen** Pneumothorax

2.2.3 Spannungspneumothorax

Es besteht ein **Ventilmechanismus:** Bei der **Inspiration** gelangt Atemluft durch den verletzten Bronchus in die Pleurahöhle,
bei der **Exspiration** kommt es zu einem Verschluß des Bronchus, und die Luft kann nicht aus dem Pleuraraum entweichen.
Bei jeder Atmungsperiode **erhöht** sich der **Druck im Thorax,** es kommt zu einer Mediastinalverdrängung mit Einflußstauung der großen Venen!

Therapie

Sofortige Punktion mit einer Tiegelschen Ventilkanüle (Dreiwegehahn) und Anlegen einer **Bühlauschen Drainage!**

2.2.4 Brustwandflattern

Bei **Rippenserienfrakturen** kann es zu einem **Stabilitätsverlust** der Thoraxwand kommen:
Bei der **Inspiration** geht der Wandteil nach innen,
bei der **Exspiration** nach außen. Man spricht auch von **paradoxer Atmung.**

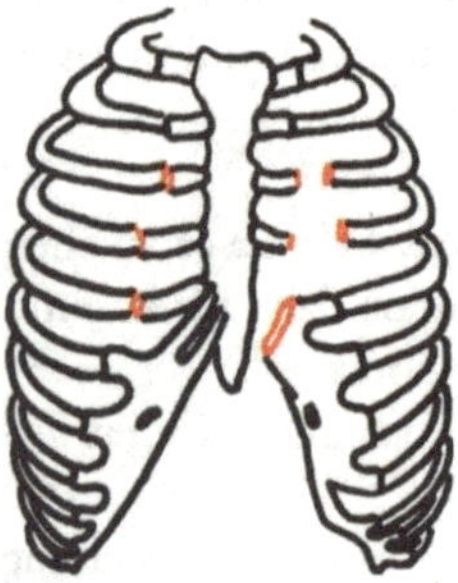

Rippenserienfraktur

Therapie

Intubation bzw. Tracheotomie und **Beatmung** mit einem Respirator bis zur bindegewebigen Festigkeit. Die Mortalität ist sehr hoch!

2.2.5 Hautemphysem

Eindringen von Luft unter die Haut als Folge einer
Lungen- oder Pleuraverletzung.
Das Emphysem kann sich über den ganzen Körper verteilen!

Symptome

- Knistern im Gewebe (Haut)
- Gedunsenes Aussehen

Therapie

Entlastungsschnitt oberhalb des Jugulum sterni

2.3 Tiefe intrathorakale Verletzungen

2.3.1 Lungen- bzw. Bronchuseinriß

Komplikationen

- **Mediastinalemphysem:**
  Es droht eine extraperikardiale Herztamponade.
- **Nichtbeherrschbarkeit** eines Hämato- bzw. Spannungspneumothorax
- **Hämoptyse** und **Preßatmung.**

Diagnose

Sicherung durch Bronchuskopie

Therapie

Nach Thorakotomie erfolgt eine
- Wiederherstellung der Bronchuskontinuität durch Naht,
- Lungenresektion bei grober Zertrümmerung

2.3.2 Zwerchfellzerreißungen

Wegen der möglichen *Komplikationen* sollte eine

Naht der Ruptur möglichst bald angestrebt werden! Eine Indikation zur **sofortigen chirurgischen Intervention** liegt vor:

Bei Kombination mit
- **Mechanischem Ileus** sowie
- **Einklemmung** oder **Torsion** des Magens im Zwerchfellschlitz.

2.4 Spätfolgen nach Thoraxverletzungen

1. **Pneumonie**
2. **Lungenabszeß**
3. **Pleuraempyem**
4. **Atelektase nach Bronchusabriß**
5. **Bronchialfistel**

Als eine der *wichtigsten* und *gefährlichsten* Spätkomplikationen nach einer Thoraxverletzung ist die *Bronchialfistel* anzusehen:
Hier besteht eine **Kommunikation** zwischen Bronchialsystem und Pleurahöhle.

3. Brüche und Verrenkungen der Wirbelsäule

3.1 Wichtiges zum Wirbelbruch

a) Wirbelbrüche gehören zu den am **meisten verkannten** Brüchen neben Fersenbein- und Navicularfrakturen.

b) Die **häufigste** Bruchform ist die **Kompressionsfraktur,** die durch Längsstauchung mit **Hyperflexion,** seltener Hyperextension entsteht.

c) Am häufigsten betroffen sind:
- **12. BWK** und **1. LWK**
- 2. LWK
- 5., 6. und 7. HWK.

d) Die wichtigsten Bruchformen sind:
- Kompressionsbruch (Keilform, Deckplatteneinbruch)
- Kantenbrüche
- Bogen-, Quer- und Dornfortsatzbrüche

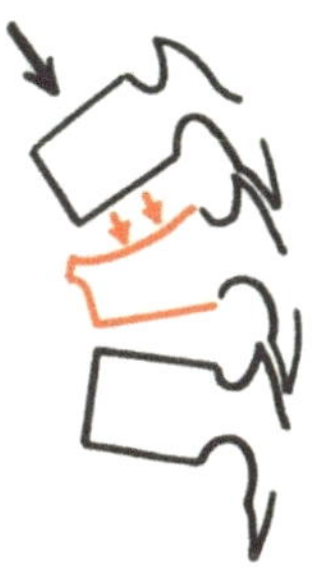

Hyperflexionsbruch
mit Deckplatteneinbruch

3.2 Diagnose der Wirbelfraktur

a) Lokaler **Druckschmerz**
b) Reflektorische **Steifhaltung**
c) **Röntgenbild** in 2 Ebenen

3.3 Therapie der Wirbelbrüche – allgemein

3.3.1 Funktionelle Behandlung nach Magnus

Flache Lagerung des Verletzten auf einer harten Matratze, unter die ein Brett gelegt wird. Zusätzlich kann die physiologische Krümmung durch Sandsäcke abgestützt werden. Bald mit Massage beginnen! Ab der 4. Woche aufsitzen lassen. Insgesamt **6 Wochen Lagerung:**
Es kommt zur allmählichen Aufrichtung des komprimierten Wirbels u. der ventralen Abknickung der Wirbelsäule.

3.3.2 Aufrichtungsbehandlung nach Böhler

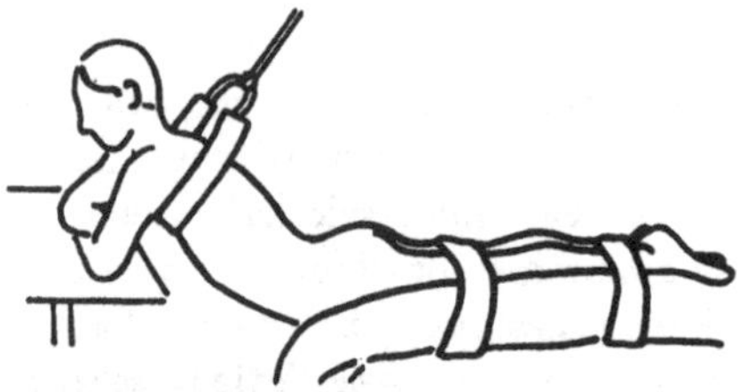

Ventraler Durchhang zur Aufrichtung eines komprimierten Wirbels bei der Behandlung nach Böhler

a) Sofortige **Aufrichtung** im ventralen bzw. dorsalen Durchhang
b) **Gipskorsett** mit 3 Hauptstützpunkten:
  - Sternum
  - Symphyse
  - Kreuzbein, wobei im Bauchbereich eine Öffnung belassen werden muß.

Der Patient kann **sofort aufstehen** und mit Übungen beginnen. Die Ruhigstellung erfolgt für insgesamt **8–12 Wochen**

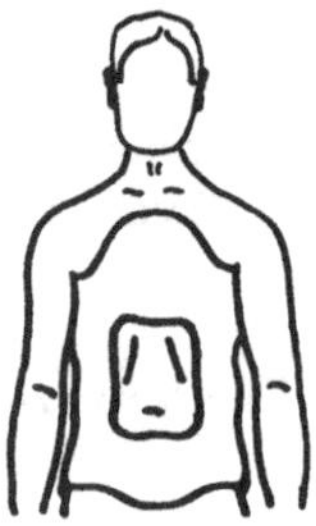

Gipskorsett zur Aufrechterhaltung der Reposition bei der Behandlung nach Böhler

3.4 Kompressionsbrüche der Brustwirbel 1–11

Diese werden nicht aufgerichtet, da durch die langen Rippen eine ausreichende Abstützung erfolgt. Selbst keilförmige Kompressionen verursachen später keine wesentlichen Beschwerden.

Therapie

Nach Magnus: Flachlagerung für 6 Wochen.

3.5 Kompressionsbrüche der LWS und des 12. BWK

- *ohne* Achsenknickung bzw. Achsenknickung *unter 15°*:

Therapie

  Nach Magnus: Flachlagerung für 6 Wochen.

- *mit* Achsenknickung *über 15°* sowie keilförmiges Zusammensintern mit Gibbusbildung:

Therapie

Nach Böhler: Aufrichtung im ventralen bzw. dorsalen Durchhang und Anlegen eines Gipskorsetts für 8–12 Wochen.

– **Verrenkungsbrüche:**
  a) ohne Lähmung
  b) mit partieller Lähmung
  c) mit totaler Querschnittslähmung

Therapie

Nach Böhler: Vorsichtige Aufrichtung und Anlegen eines Gipskorsetts für 12 Wochen.

Gegenindikation zur Aufrichtung nach Böhler

1. **Hyperextensionsfrakturen**
2. **Luxationsfrakturen mit Verhakung der Gelenkfortsätze der BWS u. LWS.**

3.6 Brüche und Verrenkungen der Halswirbelsäule

Am häufigsten ist die *Schleuderverletzung* der Halswirbelsäule, wobei der Schädel nach hinten und vorn geschleudert wird.

Therapie

a) Langsame und vorsichtige Reposition mit der **Glisson-Schlinge,**
b) Anlegen eines **Thorax-Hals-Gipsverband** für 8–12 Wochen.

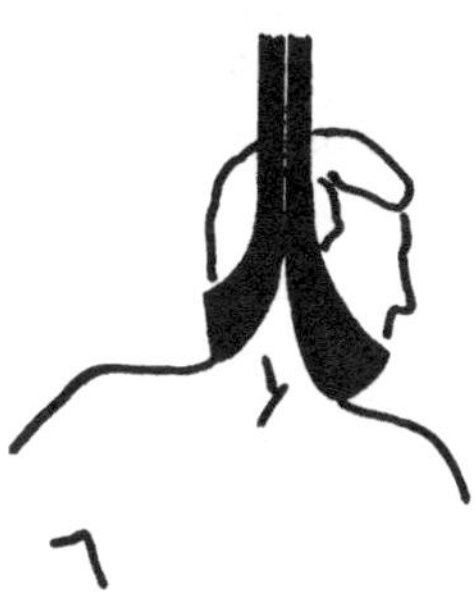

Glisson-Schlinge

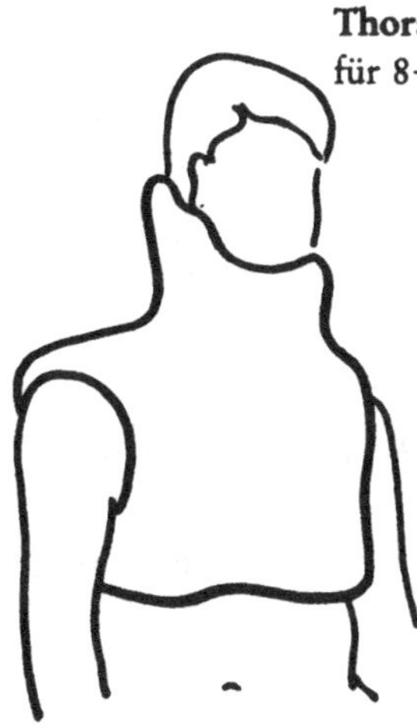

Thorax-Hals-Gips

3.7 Brüche der Quer- und Dornfortsätze

Sie bedürfen keiner besonderen Therapie. Die volle Funktion ist nach 2–4 Wochen wiederhergestellt.

Sonderform: Schipper-Krankheit

Ermüdungsbruch mit Abriß des Dornfortsatzes des 7. BWK. Typisch ist der blitzartige Schmerz sowie das Auftreten am 20.–40. Tag nach Arbeitsbeginn.
Die Fraktur heilt spontan.

3.8 Brüche des Kreuzbeins

Am häufigsten ist der **3. Wirbel** betroffen. Bei einer Schädigung der Sakralwurzeln kann es zu einer Reithosenanästhesie kommen.

Diagnose

Seitliche Röntgenaufnahme

3.9 Brüche des Steißbeins

Die meisten Brüche erfordern keine Therapie, da es sich nur um Abknickungen handelt.

Therapie

Bei stärkeren Dislokationen mit Störung der Darmentleerung wird eine bimanuelle rektale Reposition durchgeführt. Ebenso bei *Koccygodynie*, d. h. über Wochen bestehende Steißbeinbeschwerden.

3.10. Wirbelbrüche durch Muskelkrampf

Eine besondere Gruppe von Wirbelbrüchen entsteht durch Muskelkrampf:
- Tetanus
- Epilepsie

- Eklampsie sowie
- Elektroschockbehandlung, die nur in vollständiger Relaxierung durchgeführt werden darf!

3.11 Lähmungen bei Wirbelbrüchen

Die *Prognose* eines Wirbelbruches mit Lähmungen ist immer dann als **günstig** anzusehen, wenn er von einem **Bogenbruch** begleitet wird:
Der frakturierte Wirbelbogen verhindert die Abquetschung des Rückenmarks, da er nicht mit dem Wirbelkörper mitluxiert wird.

3.11.1 Partielle Lähmung

z. B. Brown-Sequard-Syndrom

3.11.2 Totale Querschnittslähmung

Diese kann reversibel sein, wenn sie durch ein Hämatom bedingt ist. Kommt es bis zum 4. oder 5. Tag zu keiner Restitutio, so kann eine **Laminektomie** in Erwägung gezogen werden.
Alle weitere Maßnahmen sind rein **symptomatisch:**
Behandlung des Verunfallten in einem **Drehbett** zur Prophylaxe eines Dekubitus, Anlegen eines **Dauerkatheters** mit rhytmischem Wechsel von Öffnen und Schließen, da die Gefahr einer Schrumpfblase droht.
Eine **autonome Reflexblase** entsteht bei einer Rückenmarkschädigung im Bereich des Blasenzentrums im **Sakralmark:**
Die intramuralen Ganglien sind für den Einsatz der Blasenentleerung verantwortlich, während das Peritoneum Auskunft über den Füllungszustand gibt.

3.11.3 Tetraplegie

Lähmung aller 4 Extremitäten. Bei Schädigung **oberhalb von C_4** im Bereich des Halsmarkes ist die **Prognose infaust!**

4. Brüche und Verrenkungen des Beckens

Bruchformen:

4.1 Beckenrandbrüche

Bei dieser Bruchform sind nur einzelne Teile des Beckens betroffen, der Beckenring wird in seiner Kontinuität nicht unterbrochen.

4.1.1 Duverney-Fraktur

Abbruch der Beckenschaufel, die Hüftgelenkspfanne ist nicht betroffen.

Therapie Bettruhe für 3–4 Wochen

4.1.2 Abrißfrakturen der Darmbeinstachel und Sitzbeinhöcker

Therapie Ruhigstellung der entsprechenden Extremität auf einer Braunschen Schiene.

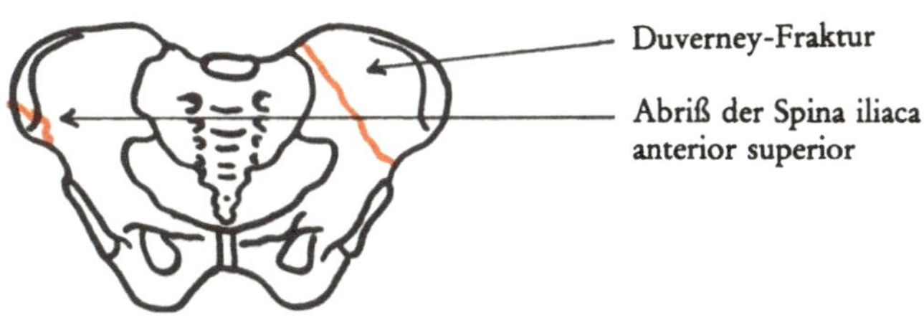

Beckenrandbrüche

4.2 Beckenringbrüche

4.2.1 Vorderer Ringbruch

Vertikalfraktur durch den oberen und unteren Schambein- bzw. Sitzbeinast.

4.2.2 Hinterer Ringbruch

Vertikalfraktur durch das Darmbein parallell zum Kreuzbein. Diese Bruchform ist seltener.

Therapie

des vorderen und hinteren Ringbruches Bettruhe für 6 Wochen

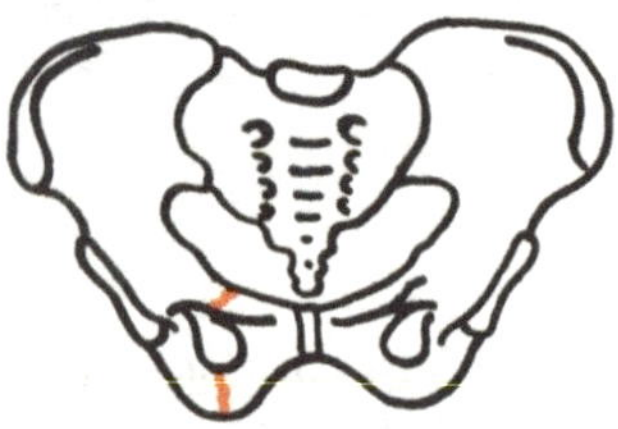

vorderer Ringbruch

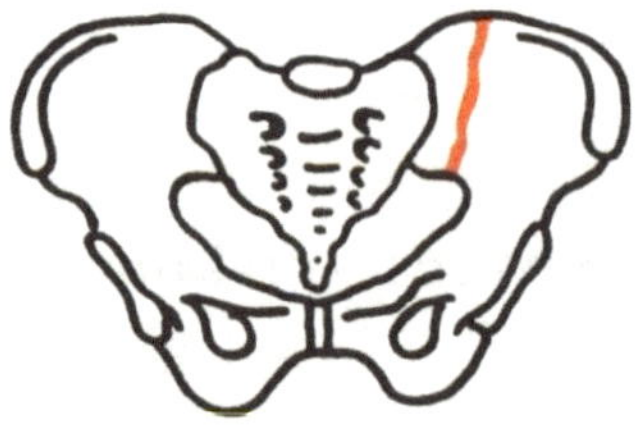

hinterer Ringbruch

4.2.3 Doppelseitige Fraktur des vorderen Beckenringes

Es handelt sich um beiderseitige Vertikalbrüche, so daß ein **schmetterlingsförmiges** Mittelstück entsteht.

Therapie

Bettruhe für 8 Wochen

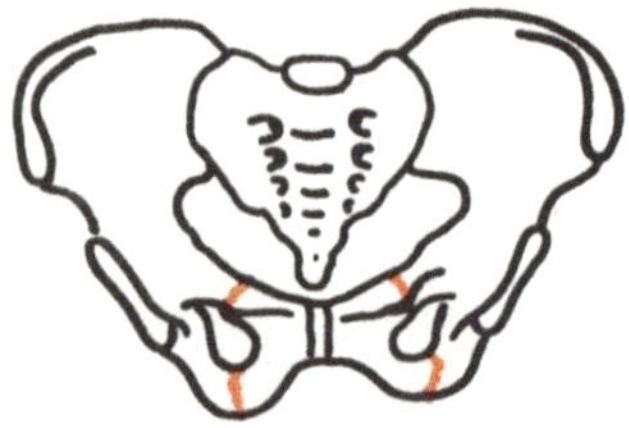

doppelseitige Fraktur des vorderen Beckenringes

4.2.4 Doppelte Vertikalfraktur nach Malgaigne

Eine Kombination des vorderen und hinteren Ringbruches. Die Bruchlinie verläuft vertikal durch Darmbeinschaufel, Scham- und Sitzbeinäste.

Therapie

- Frakturen **ohne** Verschiebung:
  Bettruhe für 8 Wochen
- Frakturen **mit** Verschiebung:
  Bettruhe für 8 Wochen, wobei in den ersten 4 Wochen eine suprakondyläre Drahtextension mit ca. 10 kg angelegt wird. Für die restlichen 4 Wochen wird das Bein auf eine Braunsche Schiene gelagert. Bei starker Verschiebung erfolgt eine *Schwebelagerung* in hängematteähnlichem Verband aus Tüchern.

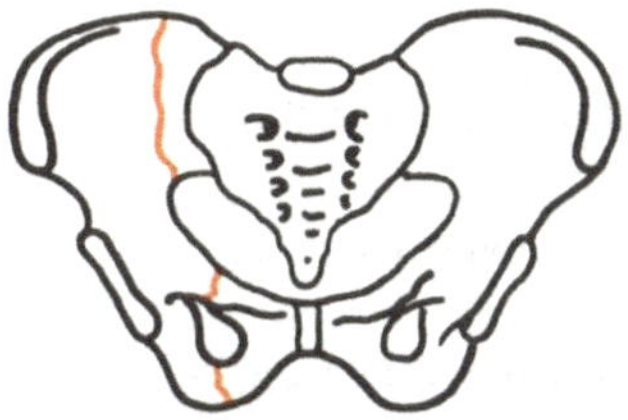

doppelte Vertikalfraktur
nach Malgaigne

4.3 Brüche der Hüftgelenkspfanne

4.3.1 Pfannenbrüche

– ***Stabile*** **Brüche der Hüftpfanne:**

Auch bei Belastung verläßt der Schenkelkopf nicht die Pfanne.

–***Instabile*** **Brüche der Hüftpfanne:**

Der Schenkelkopf hat die Tendenz die Pfanne zu verlassen.

Therapie

Streckverband für 6–10 Wochen mit 5 kg evtl. auch operative Fixation mit Schrauben.

4.3.2 Zentrale Luxation

Bei dieser besonderen Form der Verrenkung ist der Hüftkopf durch die Pfanne ins Beckeninnere vorgestoßen.

Therapie

a) **Reposition** durch Längszug in Richtung Femur, wobei gleichzeitig ein Querzug in Schenkelhalsachse ausgeübt wird.
b) Anschließend wird für 8–10 Wochen ein **suprakondylärerer Streckverband** angelegt mit 10 kg Belastung. Das Gewicht wird nach 8 Tagen auf 6 kg reduziert.

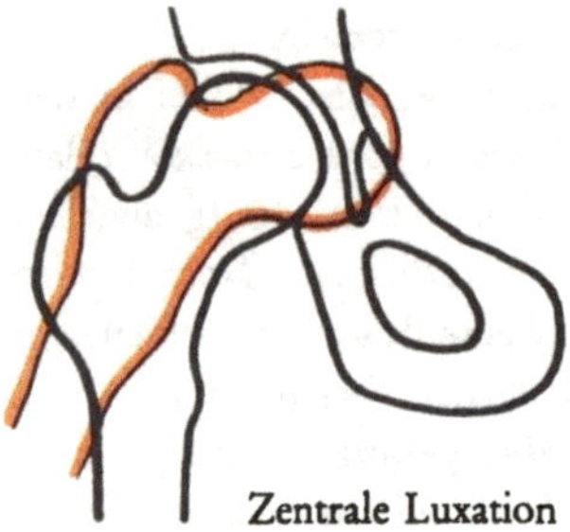

Zentrale Luxation

4.4 Komplikationen bei Beckenbrüchen

4.4.1 Blasenverletzung

4.4.1.1 Intraperitoneale Blasenverletzung

Die *intraperitoneale* Blasenverletzung zeichnet sich durch
- Bauchdeckenspannung, als auch
- Druckempfindlichkeit und Vorwölbung des Douglasraumes aus.

Therapie

Laparatomie und Versorgung der Blasenruptur.

4.4.1.2 Extraperitoneale Blasenverletzung

Die *extraperitoneale* Blasenverletzung zeigt folgende Symptome:
- Blutiger Katheterismus (blutige Anurie)
- Hämatom bzw. Infiltration oberhalb der Symphyse
- Fehlen der Blasendämpfung

Therapie

Blasennaht nach Freilegung

4.4.2 Harnröhrenverletzung

a) ***Partielle* Ruptur:**
   - Katheterismus gelingt
   - Blutiger Urin

b) ***Totale* Ruptur:**
   - Katheterismus gelingt **nicht**
   - Blutige Anurie

Therapie

Freilegung der Rißstelle am Damm in Steinschnittlage. Anschließend Vereinigung der Harnröhrenstümpfe über einen Katheter durch Naht. Evtl. Sektio alta: Extraperitoneale Eröffnung der Harnblase vom Bauchschnitt her, „hoher Blasenschnitt"

Spätkomplikation

Traumatische Urethrastriktur

Unterscheidungsmerkmale

Blasenverletzung: Blutiger Katheterismus
Harnröhrenverletzung: Blutige Anurie
Nierenverletzung: Hämaturie

4.4.2.1 Urinphlegmone

Die Urinphlegmone stellt eine Gefahr der nicht behandelten extraperitonealen Blasenverletzung als auch der Harnröhrenruptur dar. Dabei kommt es zur

- Urinfiltration in den paravesikalen bzw. den periurethralen Raum
- Hämatom über der Symphyse bzw. Damm
- Infektion mit Ausdehnung auf die paravesikalen und retroperitonealen Bindegewebsräume.

Therapie

Breite Eröffnung und Drainage des infizierten Gewebes.

5. Verletzungen der oberen Extremität

1. Frakturen und Luxationen des **Schlüsselbeins**
2. **Schulterblattbrüche**
3. **Schulterverrenkungen**
4. Frakturen und Luxationen des **Oberarms**
5. Verrenkungen im **Ellenbogengelenk**
6. Brüche des **Vorderarms**
7. Frakturen und Luxationen der **Handwurzelknochen**
8. Frakturen und Luxationen der **Mittelhandknochen**
9. Frakturen und Luxationen der **Fingerphalangen**

5.1 Frakturen und Luxationen des Schlüsselbeins

5.1.1 Schlüsselbeinbrüche

Ursache

Indirekte Gewalteinwirkung, z. B. durch Fall auf den ausgestreckten Arm oder die Schulter.

Lokalisation

Grenze mittleres – äußeres, oder mittleres – inneres Drittel.

Therapie

a) **Rucksackverband** für 3–4 Wochen
Eine Reposition läßt sich durch einen Verband nicht aufrechterhalten!

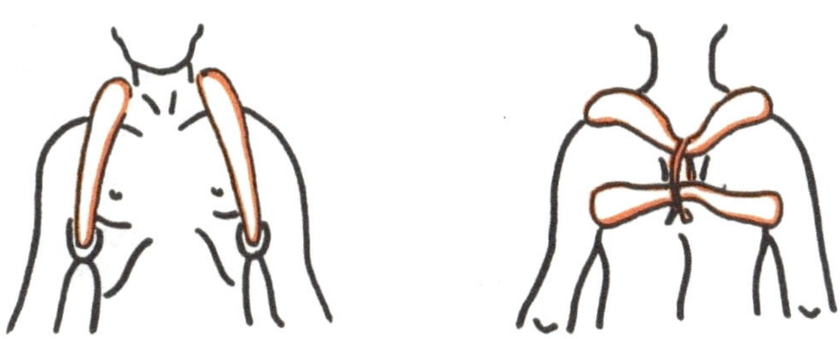

Rucksackverband zur Versorgung einer Clavikulafraktur

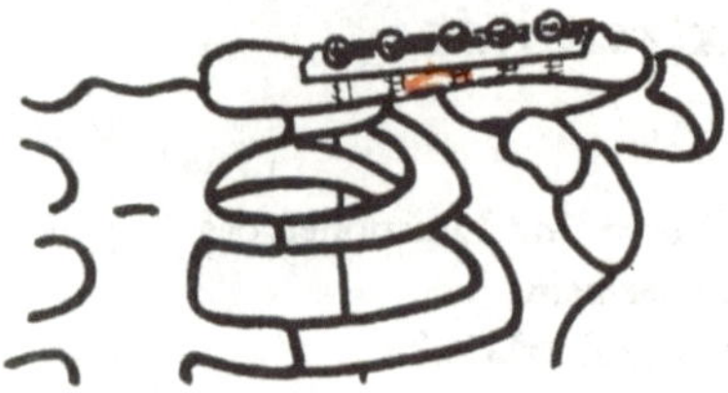

Halbrohrplatte zur Stabilisierung einer Clavikulafraktur

b) **Operativ:** AO-Platte (Halbrohrplatte)
Indikationen zur Operation
- Drohende Durchspießung der Haut durch die Fragmente
- Kosmetisch störende Dislokation der Fragmente
- Gefäßkompression und Plexusschädigung
- Pseudarthrose der Clavicula

5.1.2 Schlüsselbeinverrenkungen

5.1.2.1 Luxatio sterno-clavicularis (seltener)

Häufige Komplikationen dieser Luxationsform sind Druckerscheinungen auf:
- A. carotis
- Ösophagus und Trachea
- Mediastinalgefäße

Therapie

Reposition durch Zug an der Schulter nach hinten und außen und Anlegen eines Rucksackverbandes oder
Operativ durch sofortige Reposition mit einem Knochenhaken (Einzinker) und Fixation durch
- Drahtnaht oder
- Fascienplastik nach Bunnel zwischen Sternum und Clavicula.

5.1.2.2 Luxatio acromio-clavicularis (häufiger)

Symptome

Klaviertastenzeichen (bei Zerreißung der Bänder). Die kranial herausragende Clavicula kann unter federndem Widerstand in die normale Stellung gebracht werden, nimmt aber beim Loslassen wieder die alte Verrenkungsstellung ein.

Therapie

Funktionell bei Luxation oder Subluxationen (ohne Klaviertastenzeichen) ohne Bänderzerreißung

Operativ bei Luxationen mit Bänderzerreißung (Klaviertastenzeichen).
- Fascienverbindung nach Bunnel zwischen Clavicula und Coracoid
- Osteosynthese (Zuggurtung).

5.2 Schulterblattbrüche

5.2.1 Bruch des Schulterblattkörpers

Therapie

1 Woche Mitelle (Armtragetuch) oder Desault-Verband; danach aktive Übungen im Schultergelenk.

Verbandanordnung beim Desaultverband: Achsel – Schulter – Ellenbogenverband (Mnemotechnisch: A – Sch – E)

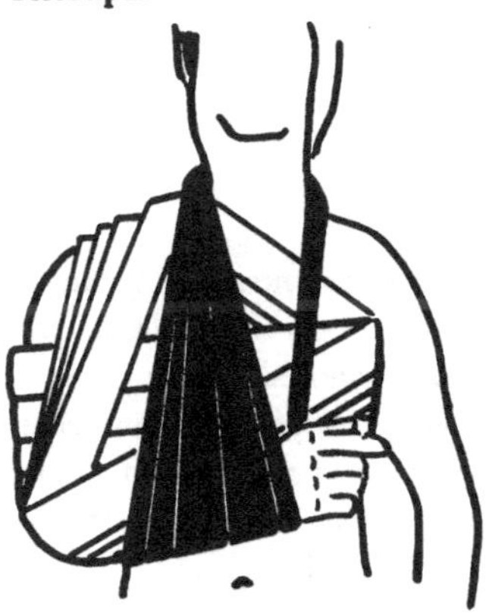

Desaultverband

5.2.2 Bruch des Schulterblatthalses

Therapie

3 Wochen Lagerung in mittlerer Abduktion oder Fixation im Abduktionsgips. Nach weiteren 3 Wochen beginnt der Patient aus der Abduktionsstellung heraus aktiv zu üben (Gips zur Schale schneiden).

Abduktionsgipsverband in Mittelstellung der Gelenke:
der Oberarm ist
30° unter der Horizontalen
30° nach vorn geführt,
der Unterarm
im Ellenbogengelenk rechtwinklig gebeugt.

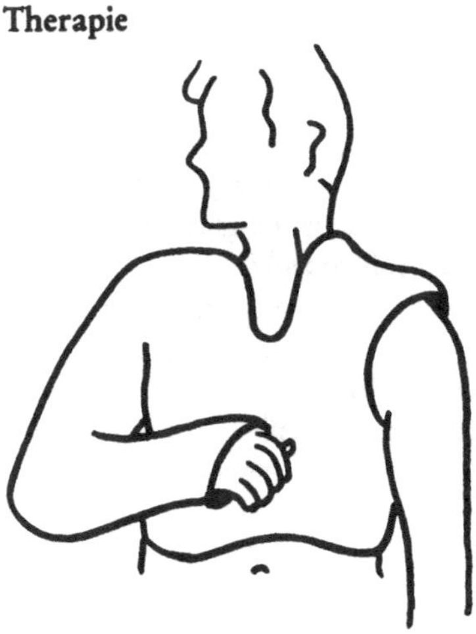

Abduktionsgips

5.2.3 Bruch der Schultergelenkspfanne

Therapie

Mitelle,
Abduktionsschiene oder
Abduktionsgipsverband
für 2–3 Wochen

5.2.4 Bruch der Fortsätze des Schulterblattes: Acromion oder Proc. coracoideus

Therapie

Mitelle oder
Abduktionsgipsverband.

5.3 Schulterverrenkungen

Für das **Zustandekommen** von Schulterverrenkungen ist das Mißverhältnis von Kopf und Pfanne von Bedeutung:
Der große Gelenkkopf steht in einer kleinen Pfanne, umgeben von einer schlaffen Kapsel. Das Verhältnis der Gelenkflächen beträgt 3 : 1.

5.3.1 Einteilung der Schulterverrenkungen

5.3.1.1 Luxatio praeglenoidalis

Luxation nach **vorn.**
Diese Verrenkungsform ist häufig, weil die schwächste Kapselstelle vorn ist.
Eine Unterteilung ist möglich in:

– **Luxatio subcoracoidea**
Häufigste Verrenkung. Der Gelenkkopf rückt unter den Proc. coracoideus.
– **Luxatio axillaris**
Zweithäufigste Verrenkung. Der Gelenkkopf bleibt unter der Pfanne stehen.

5.3.1.2 Luxatio retroglenoidalis

Luxation nach **hinten.**
Eine seltenere Verrenkung; sie kann in
- **Luxatio infraspinata**
- **Luxatio subacromialis**

unterteilt werden.

5.3.2 Symptome der Schulterverrenkung

- Oberarm leicht **abduziert,** der Patient stützt seinen verletzten Arm mit dem gesunden ab.
- Oberarm erscheint **verlängert.**
- Oberarm ist **federnd fixiert.**
  Die schmerzhafte Fixation kann bei Druck des Ellenbogens gegen den Thorax festgestellt werden. Sie fehlt bei gleichzeitigem Bruch des Oberarmkopfes (Luxationsfraktur).
- Beweisend ist die **leere Pfanne** im Röntgenbild!!

5.3.3 Therapie der Schulterverrenkung

5.3.3.1 Methode nach Hippokrates

Heute **kaum** angewandt, da Nerven- und Gefäßläsionen verursacht werden können. Der Arzt stemmt beim liegenden Patienten seinen Fuß in die Achselhöhle und zieht von vorn mit der gegensinnigen Hand in Längsrichtung des Körpers.

5.3.3.2 Einrichtung nach Arlt

Schonendste Methode!
Der Verletzte sitzt seitlich auf dem Stuhl, sein verrenkter Oberarm hängt über einer gut gepolsterten Armlehne. Der Arzt beugt zunächst den Ellenbogen des Verletzten

rechtwinklig zur besseren Entspannung der Schultermuskulatur. Dann wird der Oberarm bei einer Abduktion von 30° über dem Ellenbogen umgriffen und ein langsamer Zug in Richtung des verrenkten Oberarms mit zunehmender Kraft ausgeübt.

5.3.3.3 Methode nach Kocher

Bei schwieriger Reposition!
Die Einrichtung erfolgt in 4 Phasen:
- **Adduktion**
- **Außenrotation**
- **Elevation**
- **Innenrotation**

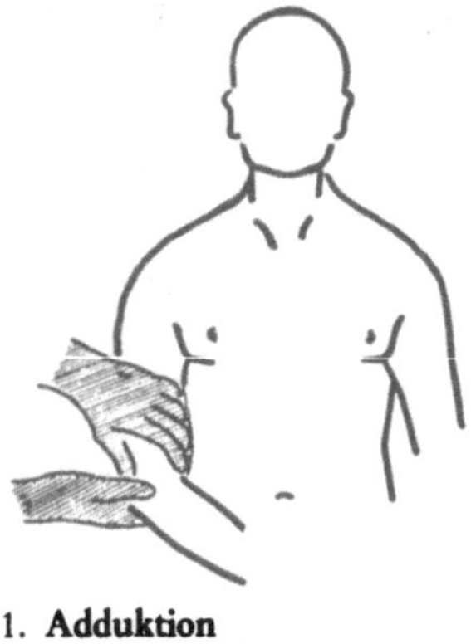

1. **Adduktion**
Andrücken des im Ellenbogen gebeugten Armes gegen den Thorax

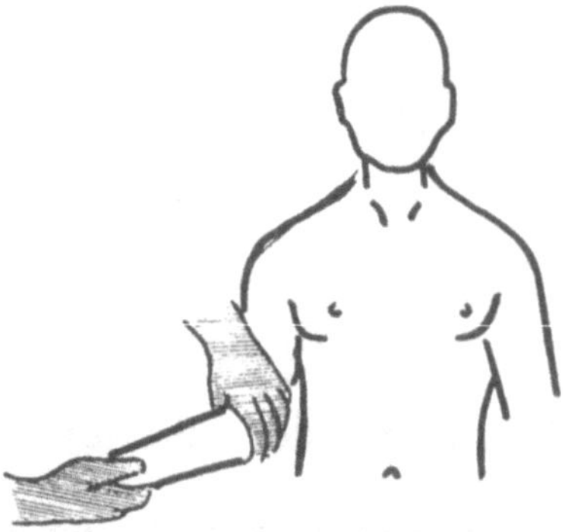

2. **Außenrotation**
Der Unterarm wird in dieser Stellung außenrotiert

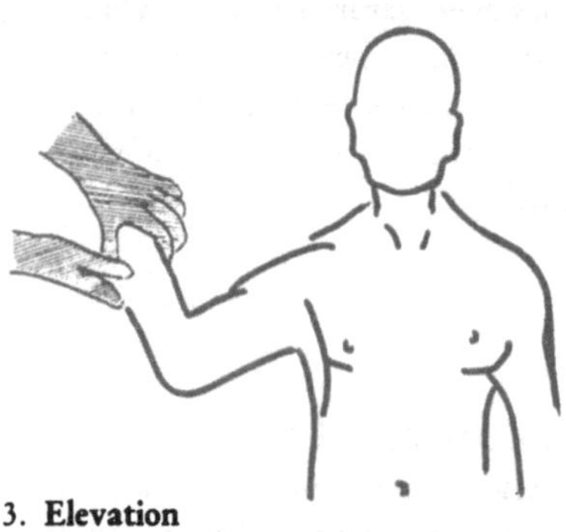

3. **Elevation**
Hebung und Außendrehung des Unterarmes bei fortdauernder Anpressung des Oberarmes gegen den Thorax

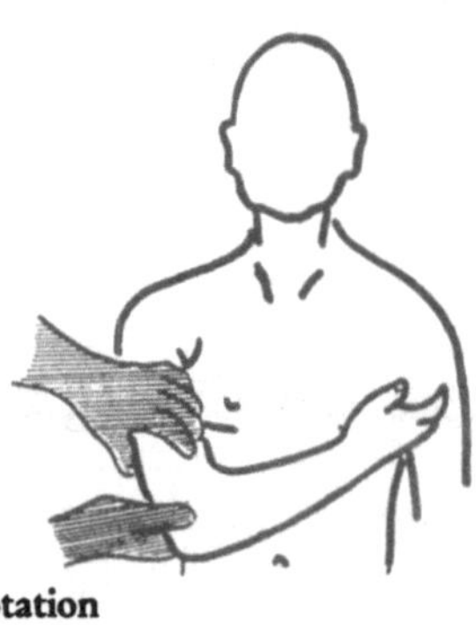

4. **Innenrotation**
Der Arm wird langsam einwärts gedreht, so daß die Hand auf die gesunde Schulter zu liegen kommt

5.3.3.4 Einrichtung bei liegendem Patienten ohne Vollnarkose

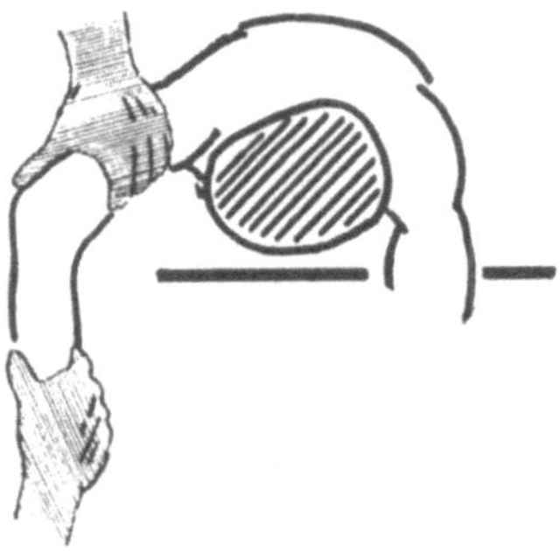

An den **Epikondylen** des Humerus wird ein langsamer, ständiger Zug ausgeübt, während der Arm
- abduziert,
- vorwärts gebeugt, sowie
- leicht innenrotiert wird.

Diese Form der Einrichtung gelingt häufig unter alleiniger Muskelentspannung mit Diazepam (Valium Roche®).
Voraussetzung ist allerdings die Bereitstellung von Intubationsbesteck, Beatmungsgerät, sowie sicherem venösen Zugang

5.3.4 Habituelle Schulterverrenkung

Definition

Wir verstehen unter habitueller Schulterverrenkung den wiederholten Eintritt einer Schultergelenksverrenkung bei geringen Anlässen.

Ursache

Als Ursache kommt meist ein fehlender oder abgerissener unterer Pfannenrand in Betracht.

Therapie

Operative Behandlung nach Eden–Hybinette:
Ein Tibiaspan wird als Riegel in den vorderen unteren Gelenkspfannenrand eingepflanzt, sog. Widerristbildung.

5.4 Frakturen und Luxationen des Oberarms

5.4.1 Brüche am proximalen Humerusende

5.4.1.1 Subkapitale Fraktur

5.4.1.1.1 Eingekeilte Fraktur

Therapie

1 Woche Mitelle (keine Reposition)

5.4.1.1.2 Adduktionsbruch

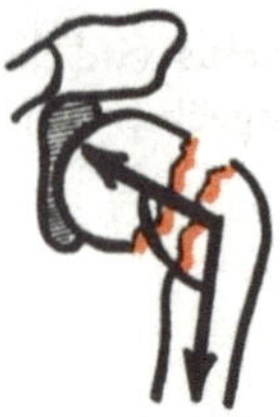

Adduktionsbruch

Die Bruchstücke bilden einen nach **innen** offenen Winkel.

Therapie

Reposition und anschließend Ruhigstellung je nach Schweregrad der Verletzung:
Mitelle oder Desault: 1–3 Wo.
Abduktionsschiene: 2–3 Wo.
Thoraxabduktionsgips: 3–4 Wo.
Operativ: T-Platte (AO-Methode)

5.4.1.1.3 Abduktionsbruch (häufiger)

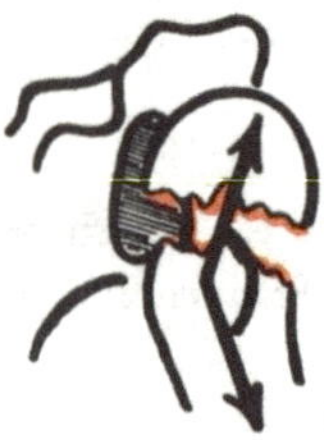

Abduktionsbruch

Die Bruchstücke bilden einen nach **außen** offenen Winkel.

Therapie

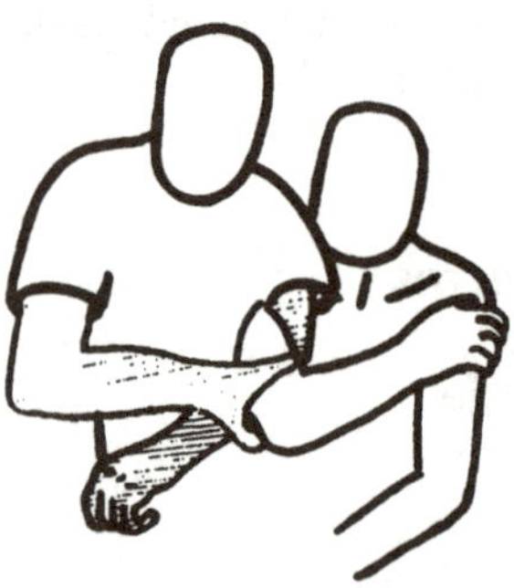

Reposition eines Abduktionsbruches

Reposition
Der Arzt benutzt seinen Oberarm als Hypomochlion (Widerlager) und knickt den gebrochenen Arm des Verletzten **nach vorn und innen!**
Ruhigstellung in Mitelle oder Desault für 1 Woche, oder auch operativ: T-Platte.

5.4.1.1.4 Weitere Bruchformen am proximalen Humerusende

Fraktur im **collum anatomicum**
Fractura **pertubercularis**
Abbruch des **Tuberculum majus**

Therapie

Bei den oben aufgeführten Frakturen jeweils 1 Woche Mitelle.
Bei einem **Abbruch des Tuberculum maj.** ***mit Verschiebung***

a) **Reposition** des abgerissenen und nach oben verschobenen Bruchstücks durch Abduktion und Außenrotation.
b) **Ruhigstellung** in Abduktionsschiene für 3–4 Wochen.

5.4.1.1.5 Epiphysenlösung

infratuberculär — bei Neugeborenen; die Ursache ist ein Geburtstrauma

pertuberculär — bei Jugendlichen

Therapie

Reposition und Ruhigstellung für 1 Woche in Mitelle

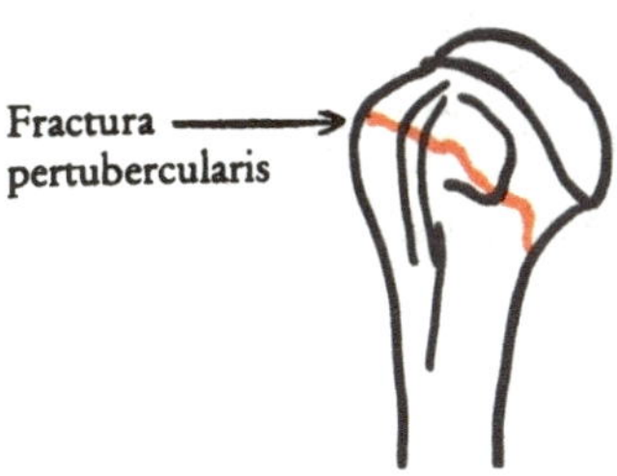

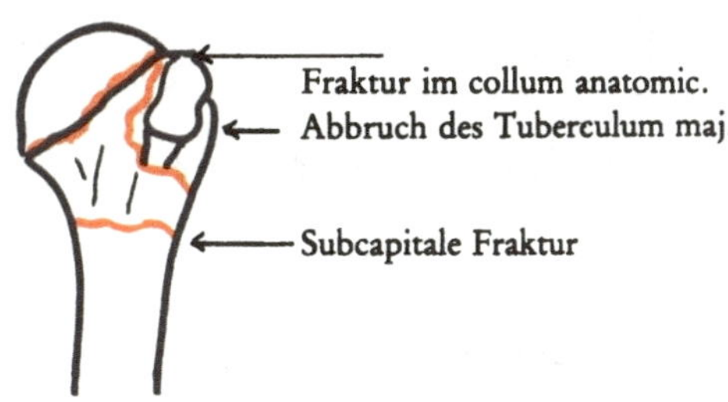

5.4.1.2 Luxationsfraktur

Schulterverrenkung mit Fraktur im collum chirurgicum oder anatomicunm.

Therapie

Reposition
durch Zug des Oberarmes in Abduktionsstellung, sowie Pressen des Oberarmkopfes in die Pfanne.

Ruhigstellung
im Desault oder Mitelle für 1 Woche
Schonender ist die ***operative Therapie:*** Offene Reposition u. Fixation mit einer T-Platte!

5.4.2 Schaftbrüche am Humerus

- Querbrüche
- Kurze und lange Schrägbrüche
- Spiralbrüche
- Splitterbrüche

Eine häufige Komplikation bei Oberarmbrüchen ist die
Radialislähmung.
Die **Prognose** einer Radialislähmung ist **günstig.**
In den meisten Fällen erholt sich der Radialis nach einer Quetschung innerhalb von 4–6 Wochen.
Kommt es zu **keiner** Wiederherstellung, so muß eine *operative* Vereinigung erfolgen!

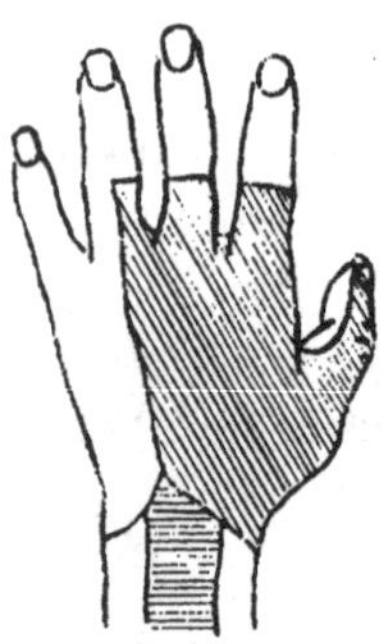

Innervation der Hautbezirke der Hand durch den N. radialis R. superficialis

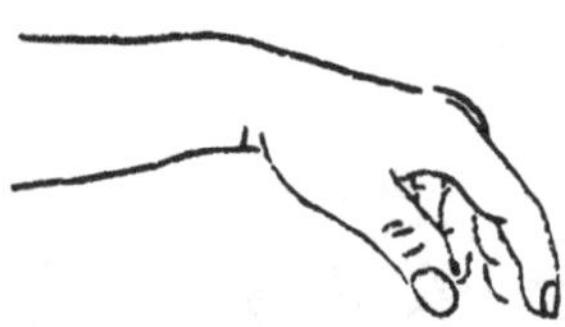

Motorischer Ausfall des N. radialis „Fallhand“

Therapie der Schaftbrüche

a) **Reposition**
b) **Ruhigstellung** im Desault-Verband mit Gipsverstärkung oder Abduktionsgips für 4 Wochen.

Operativ stabilisierende Maßnahmen *am Oberarm* sind nur **ausnahmsweise** indiziert!
Es besteht die Gefahr der
- Radialisschädigung,
- Infektion, sowie
- Pseudarthrosenbildung!

Indikation zur operativen Behandlung:
- Offene Fraktur mit begleitender Nervenläsion
- Pseudarthrose.

Zur **Anwendung** kommt die stabile Osteosynthese: AO-Verfahren.

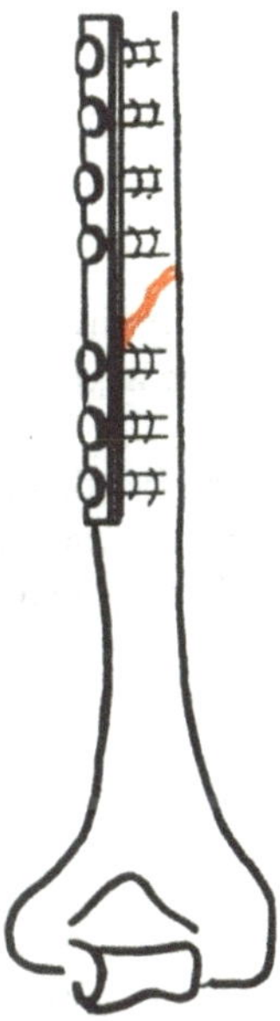

AO-Verfahren
Fixation einer Querfraktur des Humerus mit einer Kompressionsplatte

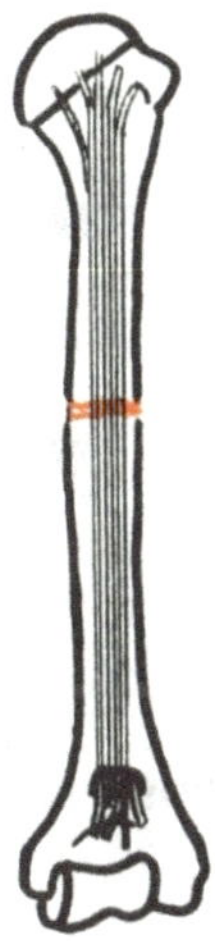

Bündelnagelung
Spezialnägel werden von distal eingeführt. Die abgebogenen stumpfen Drahtspitzen gehen im Humeruskopf leicht auseinander

5.4.3 Brüche am distalen Humerusende

5.4.3.1 Suprakondyläre Frakturen

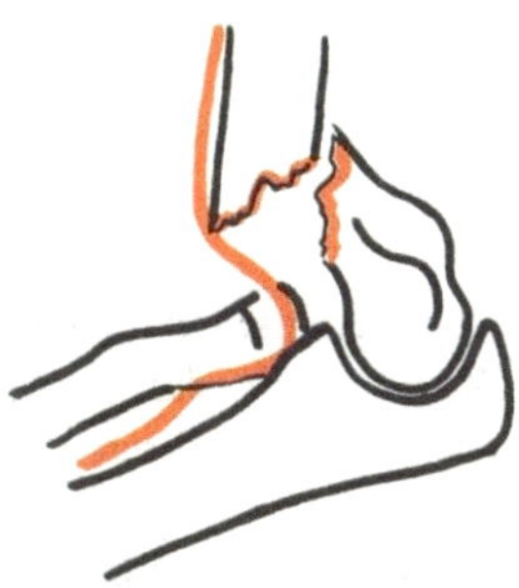

a) **Hyperextensionsfraktur**
Überstreckungsbruch. Bei Kindern relativ häufig.
b) **Hyper*flexions*fraktur**
Beugungsbruch. Seltener.

Hyperextensionsfraktur
Kompression der A. brachialis durch das proximale Fragment

Komplikationen einer suprakondylären Humerusfraktur

- Verletzung der A. brachialis
- Schädigung des N. medianus
- Ischämische Kontraktur infolge Kompression der Arterie mit gleichzeitigem Anlegen eines zirkulären Gipsverbandes.

Therapie der suprakondylären Humerusfraktur:

5.4.3.1.1 Baumannsche Vertikalextension

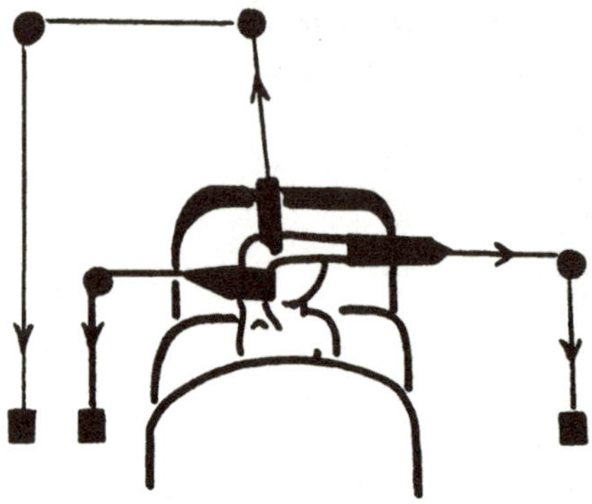
Baumannsche Vertikalextension

Baumannsche Vertikalextension in stabiler Gleichgewichtslage

Dauer der Ruhigstellung:
3 Wochen in Extension; danach wird für 14 Tage eine dorsale Gipsschiene angelegt.

Der Draht wird etwa 5 cm von der Spitze des Olekranon entfernt, von der ulnaren Seite durch die Kortikalis der Ulna gebohrt, oder mit einer Schraube

5.4.3.1.2 Situationsosteosynthese

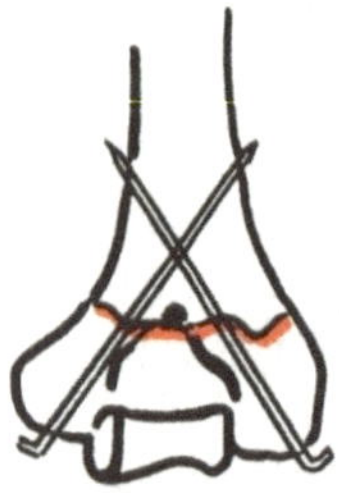
Suprakondyläre Fraktur
Fixation durch
2 Kirschnerdrähte

Einrichtung und Fixierung mit Spickdrähten:

Das distale Bruchstück wird von den Epikondylen her mit zwei Kirschner-Drähten kreuzförmig am proximalen Bruchstück befestigt.

5.4.3.1.3 Geschlossene Reposition

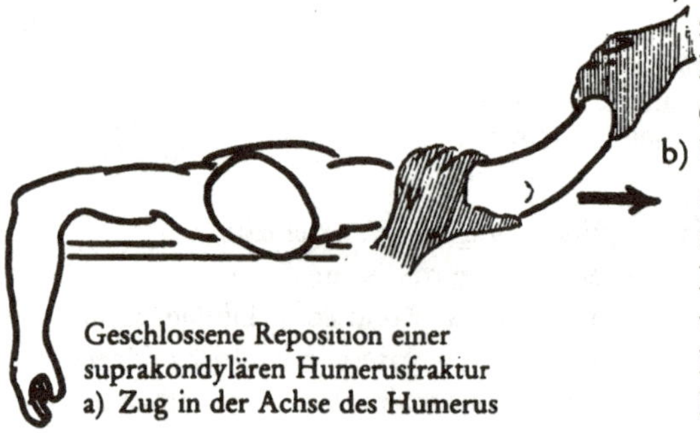
Geschlossene Reposition einer suprakondylären Humerusfraktur
a) Zug in der Achse des Humerus

a) Bei nicht völlig gestrecktem Arm wird zunächst ein **Zug in der Achse** des Humerus ausgeübt, sowie gleichzeitig ein Gegenzug am Thorax.
b) Unter allmählicher Beugung wird zusätzlich ein **Längszug am Vorderarm** mit **Gegenzug am Oberarm** ausgeübt. Dabei wird das distale Bruchstück nach vorn gedrückt.
Danach folgt für **4–6 Wochen** eine **Ruhigstellung** auf einer **dorsalen Gips-**

schiene, die von der Schulter bis zu den Fingergrundgelenken reicht, wobei der Unterarm in Mittelstellung rechtwinklig gebeugt ist.

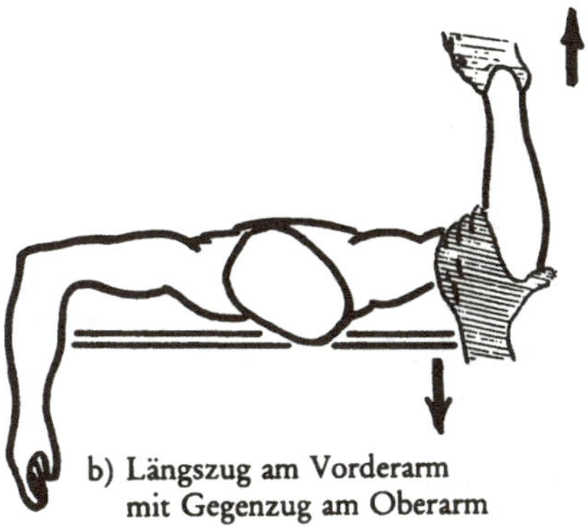

b) Längszug am Vorderarm mit Gegenzug am Oberarm

5.4.3.2 Kondylenbrüche

Meist handelt es sich um einen Bruch des **Condylus lateralis,** welcher sich aus capitulum humeri und epicondylus lateralis zusammensetzt.

Therapie

a) Bei **Fissur oder geringfügiger Verschiebung:**
Dorsale Gipsschiene in rechtwinkliger Beugung sowie mittlerer Drehstellung zwischen Pro- und Supination **für 4 Wochen.**
b) Bei **Pseudarthrosen,** mit evtl. **Ulnarisparese:**
Spongiosaplastik mit Verschraubung.

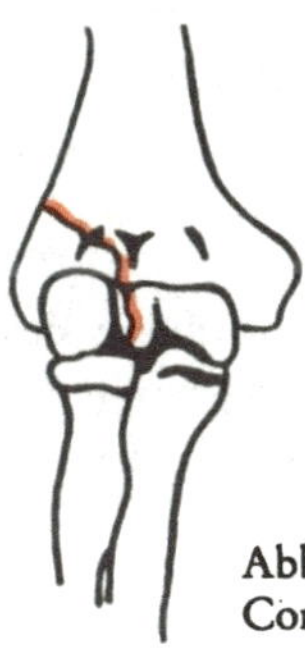

Abbruch des Condylus lateralis

5.4.3.3 Epikondylenbrüche

Bei dieser Bruchform ist der **Epicondylus medialis** bevorzugt.

Komplikation **Ulnarisparese.**

Therapie

a) Bei Fissuren oder Brüchen *ohne* Verschiebung:
Dorsale Gipsschiene für 3 Wochen
b) Bei Brüchen *mit* Verschiebung:
Verschraubung.

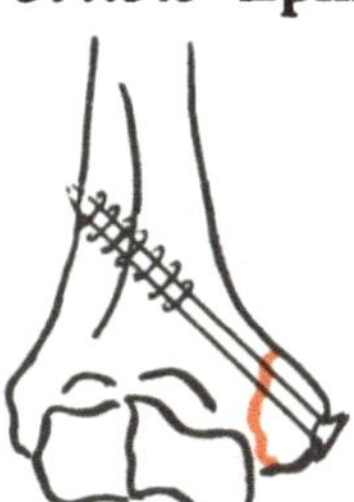

Abbruch des Epicondylus medialis und Fixation durch eine Malleolarschraube

5.4.3.3.1 Ulnarisparese

Eine Schädigung des N. ulnaris kann entweder

primär durch Brüche des Epicondylus medialis entstehen oder

sekundär (häufiger) durch Kallusbildung im Bereich des Sulkus ulnaris auftreten.

Zeichen der Ulnarisparese

a) Das **Fromentsche Zeichen** – eine Lähmung des M. adductor pollicis – ist ein wertvolles Frühsymptom:
Beim Festhalten eines Blattes Papier wird reflektorisch das Daumenendglied des paretischen Armes **hakenartig** gebeugt!

b) Erstes Frühsymptom ist der **Sensibilitätsausfall am Kleinfinger,** sowie die Unmöglichkeit, den Kleinfinger zu adduzieren.

c) Das Bild der **Krallenhand** ist am deutlichsten, wenn der N. ulnaris in der distalen Hälfte des Unterarms verletzt ist.

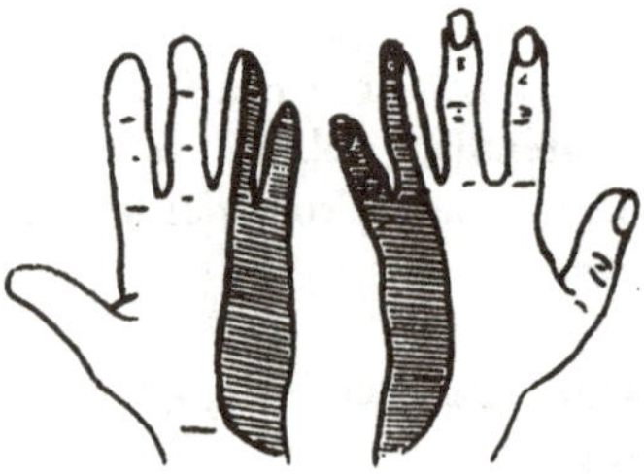

Innervation der Hautbezirke der Hand durch den N. ulnaris

Therapie

Die Behandlung der Unterbrechung des Nerven besteht in der **Verlagerung** des N. ulnaris aus dem sulcus auf die Beugeseite unter die Muskulatur.

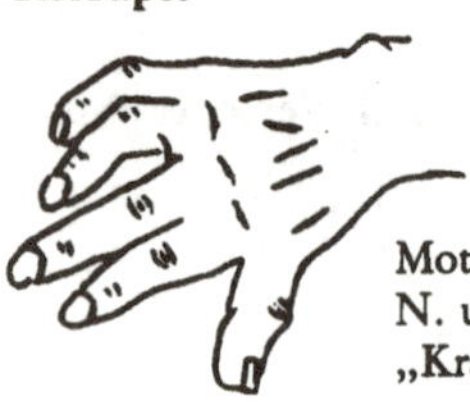

Motorischer Ausfall des N. ulnaris „Krallenhand“

5.4.3.4 Bruch des Capitulum humeri

Der Abbruch des Capitulum humeri stellt eine *intraartikuläre* Fraktur dar!

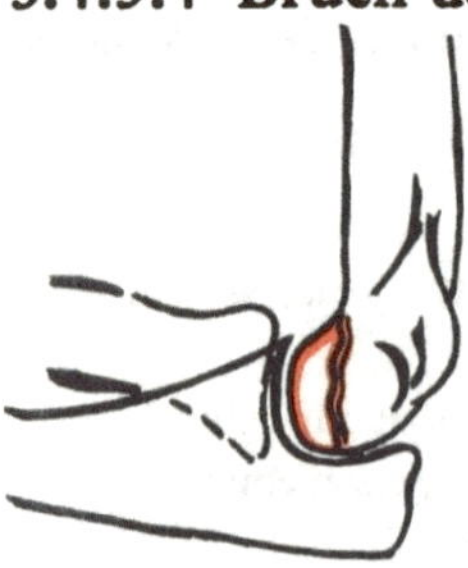

Abbruch des Capitulum humeri

Therapie

a) Reimplantation der erhaltenen Bruchstücke durch Verschraubung oder
   – Bohr- bzw. Spickdrähte.
b) Exstirpation

5.4.3.5 T-, Y- und Mehrstückbrüche des Humerusende

Therapie

Verschraubung als Methode der Wahl.

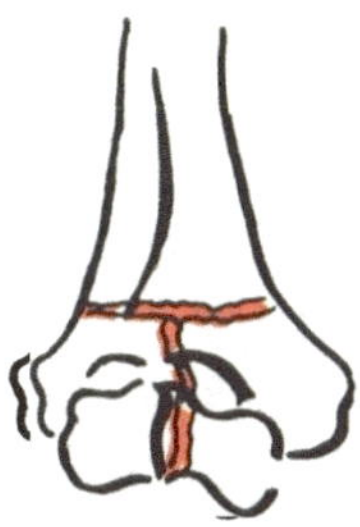

T-Bruch

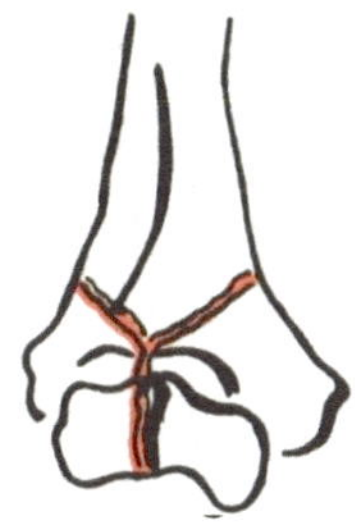

Y-Bruch

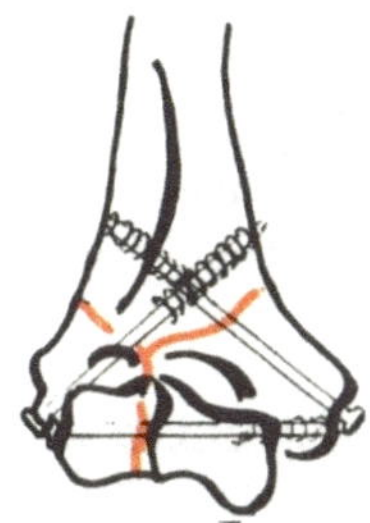

Verschraubung eines Y-Bruches

5.5 Verrenkungen im Ellenbogengelenk

Orientierung am Ellenbogengelenk

Die beiden Kondylen und die Olekranonspitze stellen die Orientierungspunkte am Ellenbogen dar:
Bei **Streckung** bilden sie eine quergestellte Gerade **(Hütersche Linie)**
Bei **Beugung** ein gleichschenkliges Dreieck.

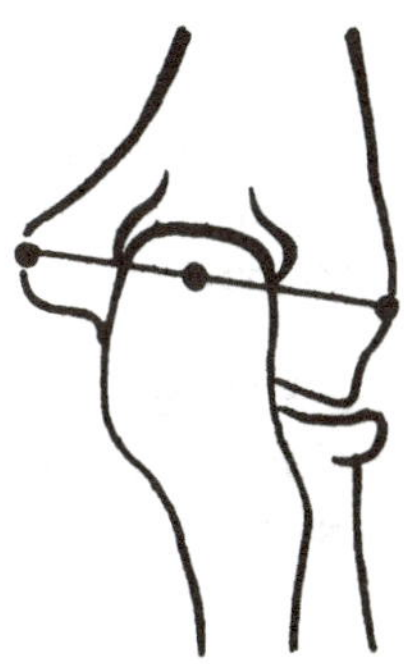

In Streckstellung bilden die beiden Epikondylen und die Olekranonspitze die Hütersche Linie

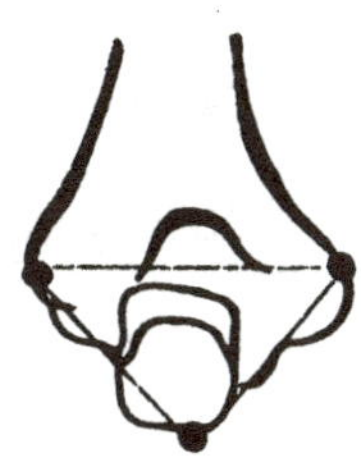

Gleichschenkliges Dreieck bei Beugung des Ellenbogen

Formen der Luxation

1. **Luxatio antebrachii *posterior*** (häufig)
2. **Luxatio antebrachii *anterior*** (selten)
3. **Luxatio radii anterior (bei Kindern)**

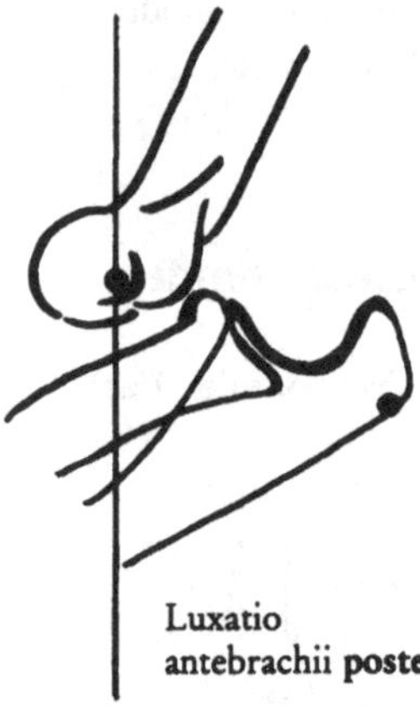

Luxatio antebrachii **posterior**

5.5.1 Luxatio antebrachii posterior

Symptome

- Halbstreckstellung von 140° mit federnder Fixation
- Olekranon, Radiusköpfchen und Trizepssehne springen fersenartig nach dorsal vor
- Hütersche Linie ist nicht mehr vorhanden.

Therapie

a) **Reposition**
In Rückenlage wird ein leichter, mehrere Minuten anhaltender Zug am leicht gebeugten Vorderarm ausgeübt. Gleichzeitig Gegenzug am Oberarm.

b) **Ruhigstellung**
Dorsale Gipsschiene für 3 Wochen.
Die Ruhigstellung darf nicht ***zu kurz*** bemessen sein, damit die *Gelenkkapsel* ausheilen kann!
Keine Massagen!
Keine passiven Bewegungen!

5.5.2 Luxatio antebrachii anterior

Eine äußerst seltene Form der Verrenkung.

5.5.3 Luxatio radii anterior

Diese Verrenkungsform findet sich hauptsächlich bei Kindern.
Das Radiusköpfchen springt aus dem intakten Ringband oder dieses zerreißt.

Symptome

- Radiusköpfchen steht an abnormer Stelle
- Der Arm steht in schmerzhafter Pronation

Therapie

a) **Reposition**
Starker Zug an der Hand, bei allmählicher Supination und direktem Druck auf das Radiusköpfchen.
Gegenzug am Oberarm.
Evtl. auch blutige Reposition!

b) **Ruhigstellung**
Dorsale Gipsschiene für 3 **Wochen.**

5.6 Brüche des Vorderarmes

5.6.5.4 Schaftbrüche der Ulna S. 60

5.6.6 Die typische Radiusfraktur S. 60

5.6.1 Olekranonfraktur

Symptome

- Diastase (Dellenbildung) durch Trizepswirkung
- Ausfall der aktiven Streckung bei gleichzeitiger Zerreißung des Streckapparates

Therapie

1. Verschraubung
2. Zuggurtung
   2 Kirschnerdrähte werden parallel zueinander eingeführt, sog. Spickung. Anschließend wird eine Achterdrahtnaht um die Enden der Kirschner-Drähte gespannt.

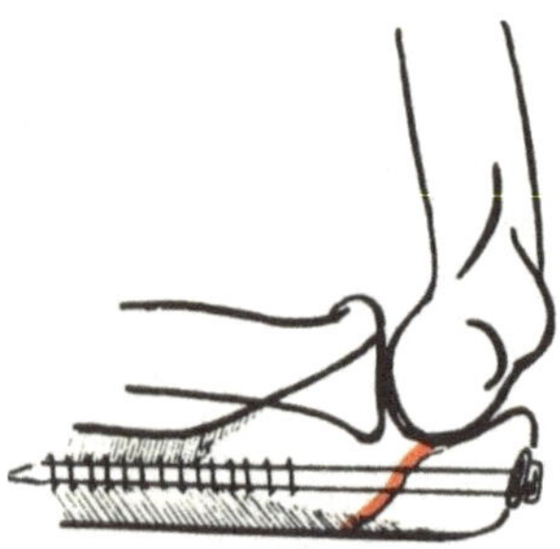

Olekranon-Schrägfraktur
Die Spongiosa-Zugschraube reicht bis in die Markhöhle. Wichtig: Das Gewindeteil muß jenseits der Frakturlinie liegen!

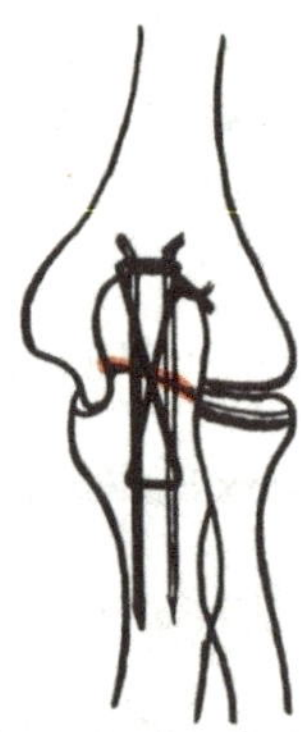

Olekranon-Querfraktur
Zuggurtung mit Hilfe von 2 Kirschnerdrähten und einer Achterdrahtnaht

5.6.2 Abbruch des proc. coronoideus ulnae

Diese Frakturform kommt selten isoliert vor. Meist stellt sie sich in **Begleitung** einer Luxatio antebrachii posterior oder auch Olekranonfraktur ein.

Therapie

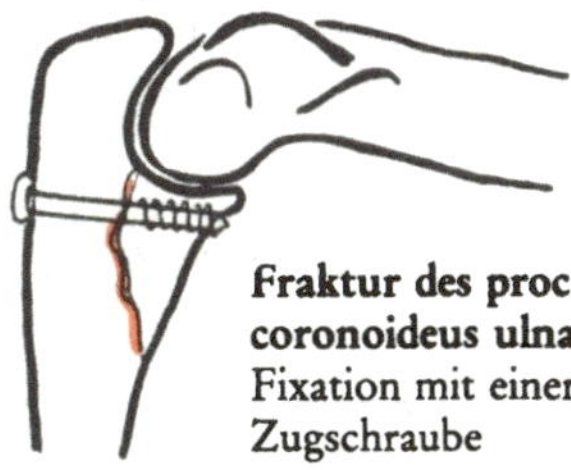

Fraktur des proc. coronoideus ulnae.
Fixation mit einer Zugschraube

a) Bei **geringfügigen** Fragmentabsprüngen Funktionelle Behandlung
b) Bei **größeren** und **dislozierten** Fragmenten:
Verschraubung

5.6.3 Brüche am proximalen Radiusende

5.6.3.1 Meißelfraktur des Radiusköpfchen

Therapie

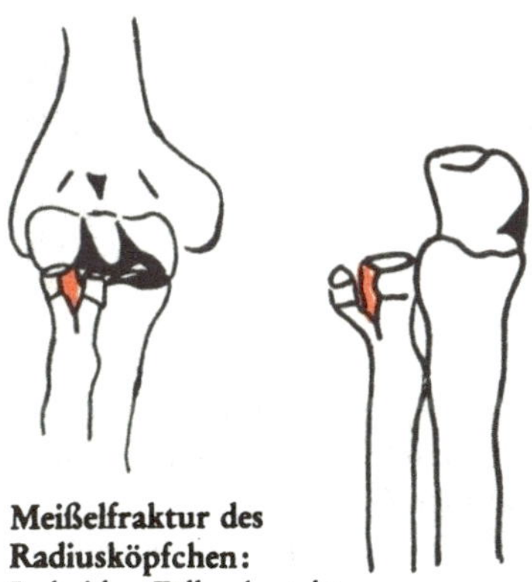

Meißelfraktur des Radiusköpfchen:
In beiden Fällen besteht eine erhebliche Diastase des Bruchspaltes!

a) **Konservative** Behandlung
Frakturspalt bis etwa 1 mm Breite ohne Stufenbildung:
dorsale Gipsschiene für 3 Wochen.
b) **Operative** Behandlung
größerer Frakturspalten mit Stufenbildung:
Spongiosaschraube.

Bei *Ulnafrakturen* muß stets nach einer *begleitenden* Verletzung des Radiusköpfchen gefahndet werden!
Wegen der wichtigen Rolle des Radiusköpfchen im proximalen Radio-Ulnargelenk ist eine **sorgfältige Wiederherstellung der anatomischen Verhältnisse erforderlich!**

5.6.3.2 Abbruch des Radiusköpfchen im Hals

Therapie

- Einstauchungen **ohne** seitliche Verschiebung und Knickungen **bis 20°** werden **konservativ** behandelt:
  Dorsale Gipsschiene für **3 Wochen.**
- Seitenverschiebungen mit Verkürzung und Knickungen **über 20°** müssen **operativ** eingerichtet werden. Zusätzlich wird eine dorsale Gipsschiene für

3 Wochen angelegt. Bei **Kindern** ist **konservatives** Vorgehen auch hier angezeigt!

5.6.3.3 Splitter- und Trümmerbrüche des Radiusköpfchen

Therapie

- Bei **Kindern** ist die primäre Exstirpation **kontraindiziert!**
  Der verkürzte, im Wachstum zurückbleibende Radius führt zu Dislokationen im Handgelenk. Erst nach Abschluß der Knochenreife darf eine noch notwendige Exstirpation vorgenommen werden. Die **Reimplantation** d. h. technisch genaue Wiederangliederung des frakturierten Radiusköpfchen, ist die Therapie der Wahl!
- Bei **Erwachsenen** ist die **primäre Exstirpation** des zerstörten Radiusköpfchen indiziert.

5.6.4 Monteggia-Luxationsfraktur

(= Parierfraktur der Ulna.)
Sie entsteht durch Sturz auf den Vorderarm bei gebeugtem Ellenbogen.
Bei der Monteggia-Verletzung handelt es sich um eine
Fraktur der ulna
mit gleichzeitiger
Luxation des Radiusköpfchen.

Symptome

- Achsenknickung der Ulna
- Radiusköpfchen in der Ellenbeuge tastbar

Gefahr

- Übersehen der Radiusköpfchenluxation oder Nicht-Erkennen einer der beiden Verletzungen
- N. radialis Verletzung

Therapie

- **Reposition** durch Längszug am rechtwinklig gebeugten Vorderarm bei Abduktion der Schulter
- **Ruhigstellung** durch Gipsverband für 6–8 Wochen.

Die **operative** Einrichtung und Verplattung ist als **Konkurrenzverfahren** der konservativen Behandlung anzusehen.

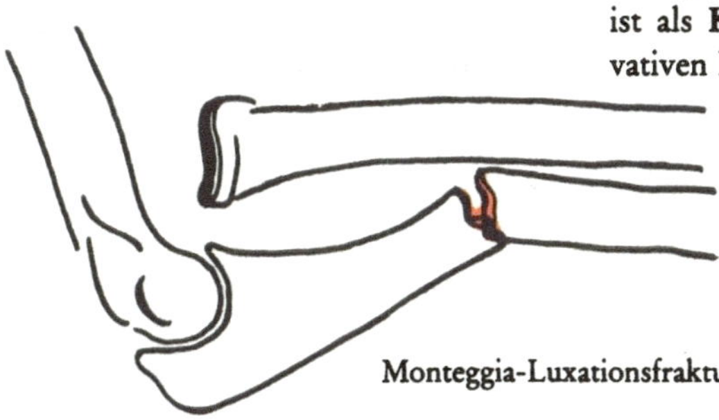

Monteggia-Luxationsfraktur

5.6.5 Vorderarmschaftfrakturen

5.6.5.1 Schaftbrüche beider Vorderarmknochen

Therapie

a) **Konservativ**
   Zunächst erfolgt die **Reposition** durch Zug und Gegenzug.
   Wichtig ist die Beseitigung von Achsenknickungen und Verdrehungen, während Verschiebungen bis zur halben Schaftbreite belassen werden können!
   Anschließend erfolgt die **Ruhigstellung** in **dorsaler Gipsschiene** von den Zwischenfingerfalten bis zum proximalen Oberarmdrittel, sowie zusätzlich **volarer Gipsschiene** vom Handgelenk bis zum Ellenbogen. Fixation durch eine Mullbinde. Dauer der Ruhigstellung 8–12 Wochen.

b) In den meisten Fällen wird heute die **operative** Behandlung nach dem AO-Verfahren durchgeführt, da hiermit eine Ruhigstellung und eine exakte anatomische Wiederherstellung erzielt wird.

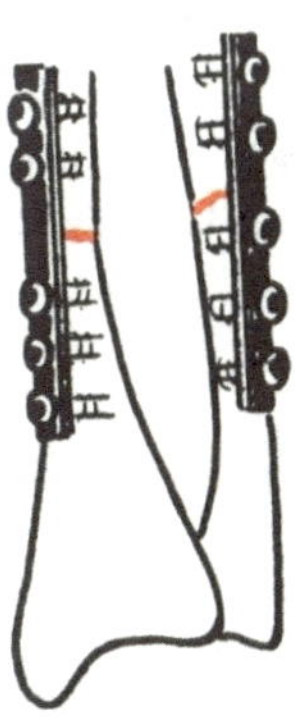

Querfraktur beider Vorderarmknochen
Stabilisierung mit 5-Loch-Platten

5.6.5.2 Schaftbrüche des Radius

Therapie

a) **Konservativ** durch Reposition und Ruhigstellung mit Gipsverband vom Oberarm bis zu den Fingergrundgelenken für **8 Wochen.**
In den *meisten* Fällen empfiehlt sich die
b) **operative,** sofortige Verplattung.

5.6.5.3 Galeazzi-Luxationsfraktur

- **Radiusfraktur im distalen Drittel**
sowie
- **Luxation des capitulum ulnae.**

Therapie

AO-Verfahren:
Zur operativen Stabilisierung empfiehlt sich die Halbrohrplatte.

5.6.5.4 Schaftbrüche der Ulna

Therapie

- **Konservativ** durch Reposition und Ruhigstellung mit Gipsverband vom Oberarm bis zu den Fingergrundgelenken.
Dauer der Ruhigstellung:
4 Wochen bei Frakturen **ohne** Verschiebung
8 Wochen bei Frakturen **mit** Verschiebung.
- **AO-Verfahren** mit operativer Stabilisierung durch eine Halbrohrplatte findet heute **häufiger** Anwendung!

5.6.6 Typische Radiusfraktur

Die typische Radiusfraktur ist eine Fraktur am distalen Radiusende und geht in den meisten Fällen mit einem Abbruch des Proc. styloideus ulnae einher.

Symptome

Charakteristisch ist die *Bajonett-Stellung* der Hand.
Diese Stellung wird dadurch hervorgerufen, daß sich das distale Fragment mitsamt der Hand nach dorso-radial verschiebt.

Therapie

a) **Reposition**
nach Injektion von 10–20 ccm 2% Lokalanästheticum (Scandicain) in den Bruchspalt.
Nach Bailey unterscheiden wir folgende Phasen der Reposition:
1. Zug (2–5 Minuten)
2. Volarflexion
3. Ulnarabduktion
4. Pronation und Druck auf das distale Fragment von der Streckseite nach der Beugeseite.

b) **Ruhigstellung**
durch eine **dorsale Gipsschiene** vom Ellenbogen bis zu den Zwischenfingerfalten **für 4 Wochen.**
Daumen und Finger müssen soweit frei bleiben, daß sie zur Faust geschlossen werden können. Wichtig sind **Bewegungsübungen der Finger vom 1. Tag an!** Nach einer Woche wird die Gipsschiene in einen zirkulären Gipsverband umgewandelt.

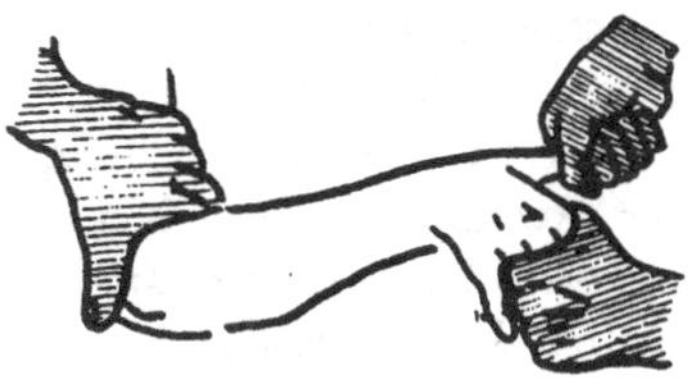

Reposition einer typischen Radiusfraktur

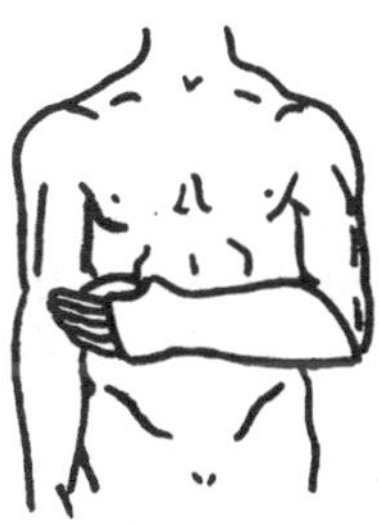

Dorsale Gipsschiene

5.7 Frakturen und Luxationen der Handwurzelknochen

5.7.1 Navikularfraktur S. 62

5.7.2 Perilunäre Dorsalluxation der Hand S. 63

5.7.3 Lunatumluxation S. 64

5.7.4 De Quervainsche Luxationsfraktur S. 65

5.7.5 Trans stylo-perilunäre Luxationsfraktur S. 65

5.7.1 Navikularfraktur

Symptome

- Druckschmerz in der **Tabatiere**
- Stauchungsschmerz bei Längsstauchung des Zeigefingers in der Tabatiere
- Einschränkung der Dorsal- und Radialflexion.

Bruchformen

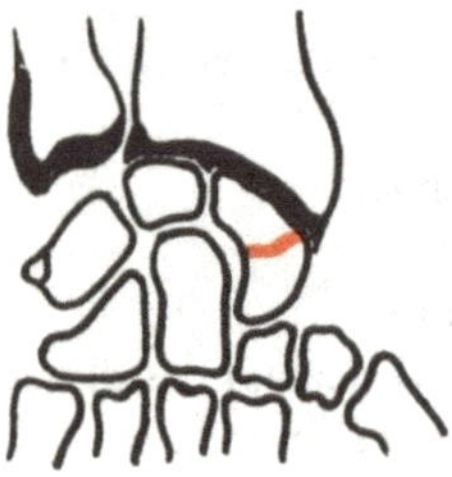

Querbruch im mittleren Drittel des os naviculare

- **Bruch durch die Mitte**
  Diese Bruchform zeichnet sich durch eine **schlechte** Heilungstendenz aus.
  Häufig zerreißt das zuständige kleine ernährende Gefäß, so daß es bei ungenügender Ruhigstellung zur Nekrose des proximalen Fragements kommt.
- **Bruch durch die Tuberositas**
  Gute Heilungstendenz!
- **Bruch im proximalen Drittel**
  Schlechte Heilungstendenz infolge mangelhafter Blutversorgung!

Ursache der langen und schlechten Konsolidierungstendenz:

a) **Schlechte Gefäßversorgung:**
Die Ernährung erfolgt durch 2 Gefäße, von denen das erste in der Mitte der Streckseite, das zweite an der Tuberositas in den Knochen eindringt.
Nach einer Verletzung müssen die Gefäße immer *distal* vom distalen Bruchstück in das proximale Fragment einwachsen. Daher ist immer die Gefahr einer Nekrose des proximalen Fragmentes gegeben.

b) **Fehlen der periostalen Kallusbildung:**
Das Kahnbein besitzt lediglich an der Tuberositas Periost, ist sonst aber mit Knorpel überzogen. Eine **periostale Kallusbildung** ist daher nicht möglich!

c) **Mangelhafte Ruhigstellung!**

Röntgen-Spezialaufnahme

des os naviculare: Lagerung der Hand in
- leichter Dorsalbeugung
- Ulnarabduktion und
- Supination von 45°

Therapie der Kahnbeinbrüche

Konservativ:
- **Zirkulärer Unterarmgipsverband** unter Einschluß des Daumens, sowie des 2. und 3. Fingers bis zu den Mittelgelenken oder
- **Faustgips** unter Einschluß der gesamten Hand.
- **Operative Stabilisierung** mit einer Spongiosaschraube. Anschließend Ruhigstellung:
- Brüche der Tuberositas: 3–4 Wochen
- Querbrüche: 8–12 Wochen

Pseudarthrosenbildung

- Häufigste Ursache ist die **nicht erkannte Navikularfraktur,** aber auch
- **zu kurze oder unvollkommene** Ruhigstellung können eine Pseudarthrosenbildung verursachen.

Symtome

- Kraftlosigkeit beim Faustschluß
- Behinderung der Dorsalflexion
- Röntgenologisch: Abdeckelung der Bruchstücke.

Therapie der Kahnbein-Pseudarthrose

- Spongiosaschraube
- Spongiosa-Implantat nach Matti
- Spongiosa- oder Kortikalisspan.

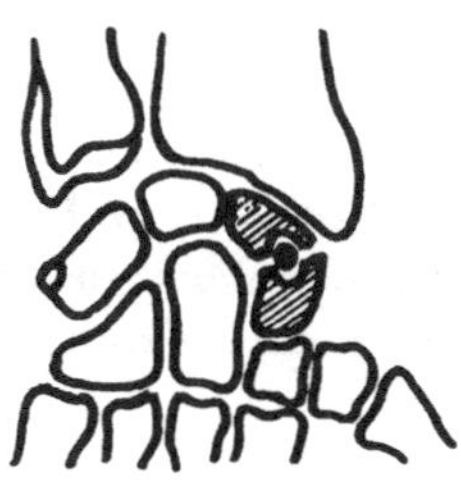

Spongiosa-Implantat nach Matti: Entfernung der sklerosierten Flächen des pseudarthrotischen Kahnbeins. Die entstandenen Hohlräume werden mit frischer Spongiosa ausgefüllt, die aus dem Trochanter major entnommen wird.

5.7.2 Perilunäre Dorsalluxation der Hand

Bei dieser Luxationsform ist die Hand mit der distalen Karpalreihe Triquetrum und Navikulare gegen Lunatum und Radius nach *dorsal* verschoben.

Lediglich das *Lunatum* bleibt in normaler Lage!

Symptome

– Schmerzhafte Prominenz an der Volarseite des Handgelenks
– Aufhebung der Volarflexion
– Kompressionserscheinungen des N. medianus.

Diagnose

Die Diagnose wird durch eine **seitliche** Röntgenaufnahme gesichert:
– Die distale Lunatumfläche erscheint leer
– Der Kopf des Capitatum ist dorsalwärts und proximalwärts verschoben.

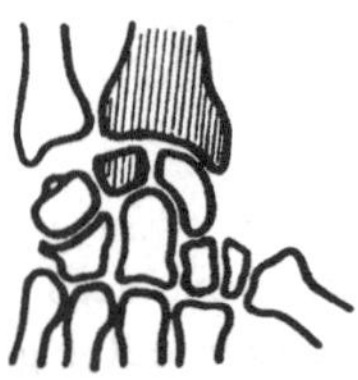

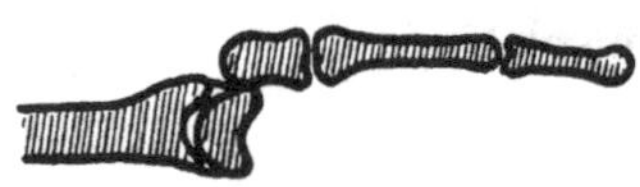

Perilunäre Dorsalluxation der Hand

Ansicht von vorn. Das Lunatum bleibt in Verbindung mit dem Radius, während alle anderen Handwurzelknochen nach dorsal luxiert werden

Ansicht von der Seite. Das Lunatum ist in Verbindung mit dem Radius, das Capitatum steht über dem Lunatum

5.7.3 Lunatumluxation

Von der Perilunären Dorsalluxation der Hand ist die Lunatumluxation zu unterscheiden. Bei dieser Form der Verrenkung ist das **dorsale Band** des Lunatum **gerissen,** so daß sich das **Mondbein** um **180° drehen** kann. Die distale Karpalreihe gleitet *ohne* Dorsalverschiebung auf die Radiusgelenkfläche zurück.

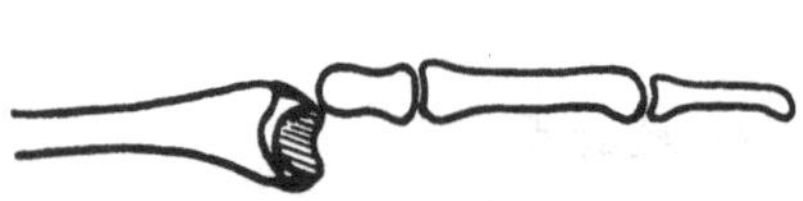

Perilunäre Dorsalluxation
Das Lunatum ist noch in Verbindung mit dem Radius, während alle anderen Handwurzelknochen nach dorsal luxiert sind

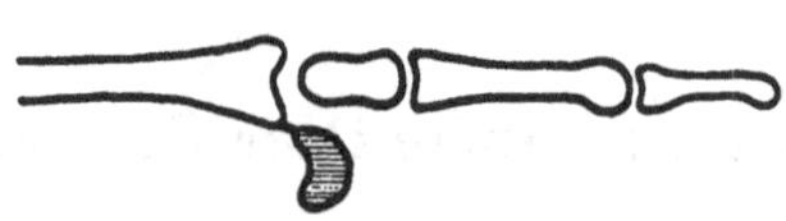

Lunatumluxation
Hier besteht eine tatsächliche Verrenkung des Mondbeins

5.7.4 De Quervainsche Luxationsfraktur

Diese typische Verletzung besteht aus einer **Kombination** von **perilunärer Luxation** und **Navikularfraktur:** Der abgebrochene proximale Teil des Navikulare wird mit dem Mondbein mitverrenkt.

5.7.5 Trans stylo-perilunäre Luxationsfraktur

Kombination von Perilunärer Dorsalluxation und Fraktur des Proc. styloideus radii oder ulnae.

5.7.6 Therapie der Handwurzelverrenkungen und Verrenkungsbrüche

a) **Reposition**
   - Am 1.–4. Finger wird für 10 Minuten ein Zug ausgeübt, bei gleichzeitigem Gegenzug am Oberarm.
   - Bei **alten** Verrenkungen kommt das sog. **Distraktionsverfahren** zur Anwendung. Gelegentlich muß auch blutig reponiert werden.

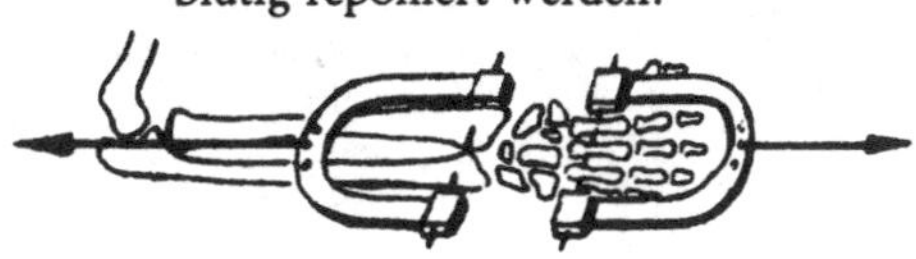

b) **Ruhigstellung**
   - Die **Perilunäre Dorsalluxation der Hand** wird für **3 Wochen** durch eine dorsale Gipsschiene ruhiggestellt, die vom Ellenbogen bis zu den Zwischenfingerfalten reicht.
   - Die **De Quervainsche Luxationsfraktur** und **Verrenkungsbrüche des Mondbeins** werden durch einen zirkulären Unterarmgipsverband ruhiggestellt. Dieser schließt den ganzen Daumen, sowie den 2. und 3. Finger bis zum Mittelgelenk ein. Dauer der Ruhigstellung: **12 Wochen!**

5.8 Frakturen und Luxationen der Mittelhandknochen

5.8.1 Bennetsche Luxationsfraktur

Luxationsfraktur des 1. **Mittelhandknochen.**

Der Daumen wird in seiner Längsachse gestaucht, so daß eine dreikantige Fraktur an der Basis des 1. Mittelhandknochen resultiert. Der **Schaft** wird **nach dorso-radial** verrenkt, während ein **dreieckiges Stück an seiner normalen Stelle** am ulnaren Rand der Basis verbleibt.

Therapie

- **Reposition** durch Längszug am Daumen und Druck gegen die Frakturstelle während der Erhärtung des Gipsverbandes.
- **Ruhigstellung:**
  Zirkulärer Gipsverband von den Zwischenfingerfalten bis zum Ellenbogen, einschließlich Daumengrundgelenk.

Dauer der Ruhigstellung: 3–4 Wochen.

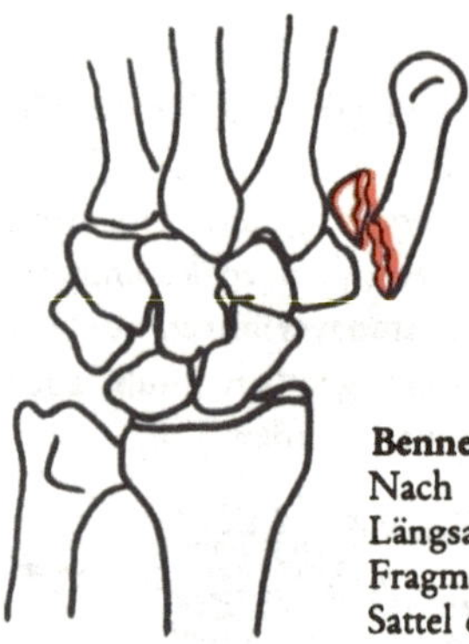

Bennetsche Luxationsfraktur
Nach Stauchung des Daumens in seiner Längsachse, weicht das größere der beiden Fragmente nach dorso-radial und gleitet vom Sattel des os multangulum maius

5.8.2 Frakturen der übrigen Mittelhandknochen

Therapie

- **Reposition**
  durch Längszug an den zugehörigen Fingern, sowie Druck gegen die dorsal vorstehenden Bruchstellen.
- **Ruhigstellung**
  durch eine **dorsale** Gipsschiene vom Ellenbogen bis zu den Zwischenfingerfalten, sowie zusätzlich eine **volare** Schiene für die betreffenden Finger.
  Die Dauer der Ruhigstellung beträgt **4 Wochen!**

Gelegentlich ist eine **Osteosynthese** mit **kleinen Platten** in Erwägung zu ziehen!

5.9 Frakturen und Luxationen der Fingerphalangen

5.9.1 Frakturen der Fingerknochen

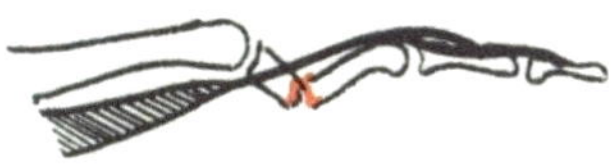

Fingergrundgliedfraktur
Dorsal offener Winkel durch Zug der Mm. interossei und lumbricales.

Im Gegensatz zu den Frakturen der Mittelhandknochen (meist volar offener Winkel) bilden die Brüche der Fingerphalangen einen **dorsal** offenen Winkel!

Therapie

a) **Reposition** durch Zug und Gegenzug.
b) **Ruhigstellung** durch eine **dorsale** Gipsschiene von den Zwischenfingerfalten bis zum Ellenbogen, sowie zusätzlich eine **volare** Gipsschiene von den Fingerspitzen bis zum distalen Drittel des Unterarms.
   Das Handgelenk steht in leichter Dorsalbeugung, während die Finger in Beugestellung fixiert werden.
   Dauer der Ruhigstellung:
   3–4 Wochen!

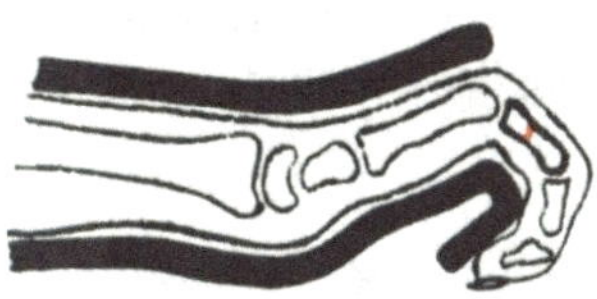

Dorsale und volare Gipsschiene zur Ruhigstellung einer Grundgliedfraktur. Die Finger stehen in Semiflexion!

5.9.2 Luxationen im Daumengrundgelenk

- **Inkomplette Luxation**
  Die Gelenkflächen von Mittelhandköpfchen und Daumenbasis haben kontakt zueinander.
- **Komplette Luxation**
  Das Daumengrundglied steht dorsal abgeknickt im rechten Winkel auf dem 1. Mittelhandknochen. Die Gelenkflächen berühren sich **nicht** mehr!

Therapie

- **Reposition**
  Das Daumengrundglied wird überstreckt, sog. Hyperextensionsstellung,

parallel nach vorne geführt und gebeugt. Alle **übrigen** Fingerluxationen können durch **Zug** eingerenkt werden!

- **Ruhigstellung**
  Volare Gipsschiene für **3 Wochen,** bei **Seitenbandabriß** (seitliche Aufklappbarkeit) beträgt die Dauer der Ruhigstellung **4 Wochen.**

5.10 Abriß der Fingerstrecksehne

Eine typische **Ballsportverletzung!**

Symptome

- Das Endglied, das in Beugestellung steht, kann nicht mehr aktiv gestreckt werden.

Therapie

- **Konservativ**
  Gipsschiene oder Spezialschiene in Überstreckung des Endgliedes für **4–6 Wochen.**
- **Operativ**
  Spickdraht durch das Endglied und Endgelenk für **6 Wochen** oder Naht nach St. Bunnel.

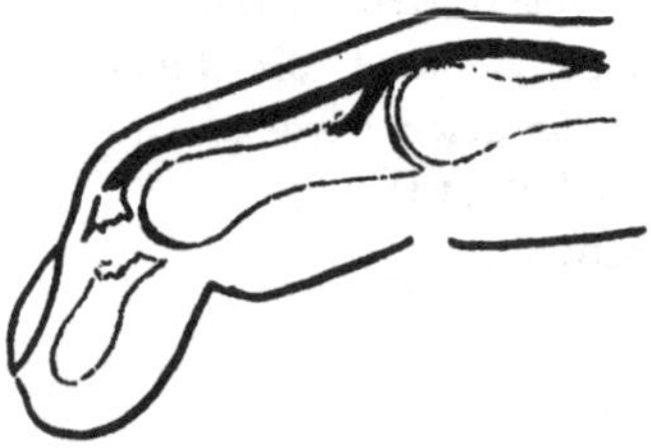

Strecksehnenverletzung mit Knochenbeteiligung

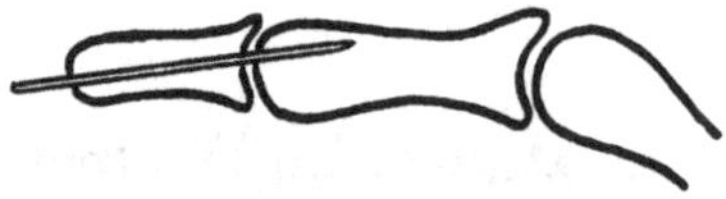

Spickung eines Strecksehnenabriß mit Hilfe eines Kirschnerdrahtes.
Die **Überstreckung** des Endgliedes dient der Entspannung des bis zur Basis des Endgliedes reichenden Sehnenzügels

6. Verletzungen der unteren Extremität

6.1 Hüftgelenksluxationen

Hüftgelenksverrenkungen sind selten. Der Femurkopf sitzt tief in der Gelenkpfanne und wird besonders **nach vorn** durch das Lig. iliofemorale **verstärkt.** Am häufigsten ist daher die Luxation **nach hinten!**

6.1.1 Einteilung

1. **Hintere Luxationen**
   - Luxatio iliaca
   - Luxatio ischiadica
2. **Vordere Luxationen**
   - Luxatio pubica, suprapubica oder iliopectinea
   - Luxatio obturatoria

6.1.2 Komplikationen bei Hüftgelenksverrenkungen

- Fraktur der Hüftgelenk**spfanne** oder des Pfannen**daches** bei gleichzeitiger Luxation
- Abbruch des **Trochanter major**
- Verletzung des **N. ischiadicus** besonders bei hinterer Luxation.

6.1.3 Diagnose der Hüftgelenksverrenkungen

6.1.3.1 Hintere Luxation

a) **Luxatio *iliaca***
Der Schenkelkopf ist nach hinten oben auf das Darmbein verschoben.

Symptome

- Innenrotation
- **Add**uktion
- geringe Flexion
- relative Verkürzung

b) **Luxatio *ischiadica***
Der Schenkelkopf ist an die Außenseite des Sitzbeinhöckers verschoben.
- Die klinischen Symptome sind ähnlich wie bei der Luxatio iliaca.

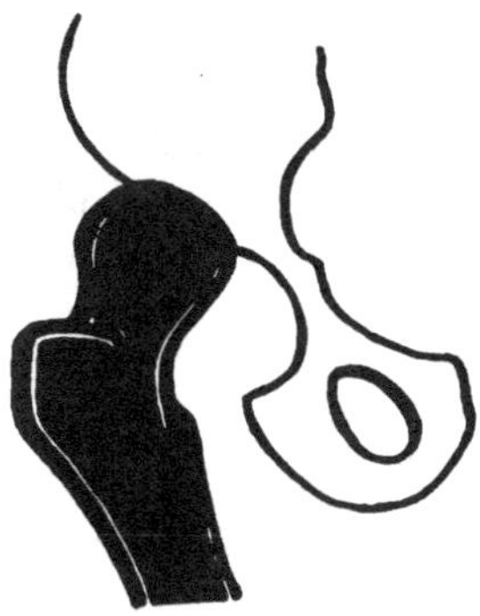

Luxatio iliaca
Der Schenkelkopf ist nach hinten oben auf das Darmbein verschoben

6.1.3.2 Vordere Luxation

a) **Luxatio *pubica***
Der Schenkelkopf ist auf die Schambeinkante oder die Eminentia iliopectinea verlagert.

Symptome

- Außenrotation
  - **Ab**duktion
  - Streckung

b) **Luxatio *obturatoria***
Der Schenkelkopf ist auf die Membrana obturans verlagert.

6.1.4 Therapie der Hüftgelenksluxationen

6.1.4.1 Methode nach De Yoe

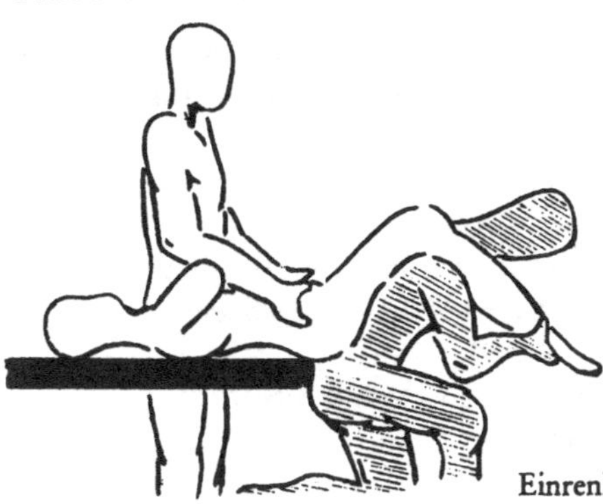

- Der Patient wird auf dem OP-Tisch gelagert.
- Sein Becken wird von einem Assistenten fixiert.
- Ein zweiter Assistent ist mit dem Rücken zum Patienten gekehrt und zieht das luxierte Bein über seine Schulter nach vorne.

Einrenkung einer Hüftgelenksluxation nach De Yoe

6.1.4.2 Methode nach Böhler

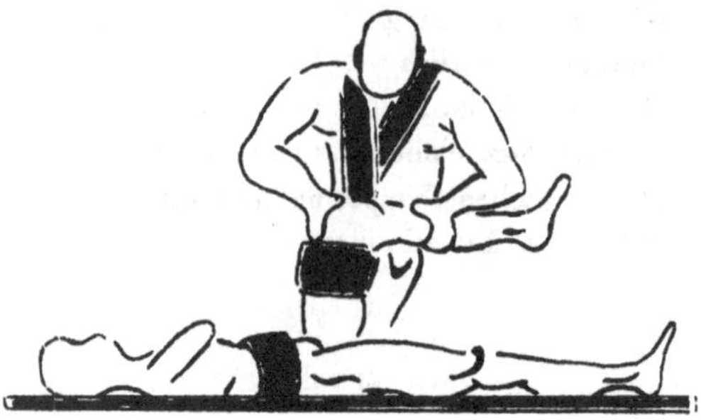

Einrenkung einer Hüftgelenksluxation nach Böhler

- Der Patient wird auf einer Unterlage angegurtet.
- Eine **Schlinge** aus Leinentuch wird **achterförmig** um den **Oberschenkel** der luxierten Extremität sowie den **Nacken** des Arztes geführt.
- Durch **Aufrichtung** seines Oberkörpers übt der Arzt einen **Zug** an dem im Hüftgelenk und Kniegelenk rechtwinklig gebeugten Bein **nach oben** aus. Gleichzeitig wird der Fuß der luxierten Extremität über das Knie des Arztes nach unten gedrückt.

6.1.4.3 Methode nach Allis

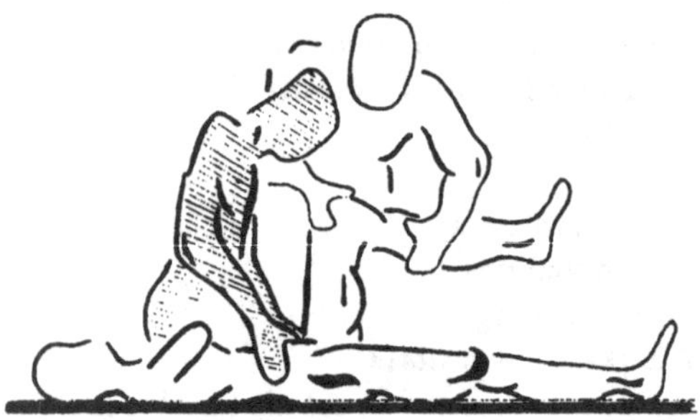

Einrenkung einer Hüftgelenksluxation nach Allis

- Der Patient liegt auf dem Rücken.
- Sein **Becken** wird von einem Assistenten **gegen den Boden** gedrückt, während das **Knie** der luxierten Extremität von einem zweiten Assistenten bis zum rechten Winkel gebeugt und **nach oben** gehoben wird.

6.1.5 Nachbehandlung

der reinen Luxation

Bettruhe, wobei das verletzte Bein auf einer Braunschen Schiene **für 8 Tage** gelagert wird.
Bewegungsübungen werden schon nach **2–3 Tagen** durchgeführt.
Mit einer zunehmenden Belastung wird nach **2–3 Wochen** begonnen.

bei Beteiligung des Pfannenrandes oder des Pfannendaches

Bettruhe für **3–4 Wochen**
Belastung leichter Art nach **6 Wochen**
Volle Belastung nach **3 Monaten**

Indikation zum operativen Vorgehen wird heute häufiger gestellt, z. B.

a) Bei einem interponierten oder dislozierten Fragment
b) Bei Ischiadikusverletzung
c) Bei einer instabilen Luxationsfraktur mit Fraktur des hinteren Pfannendaches oder Fraktur des vorderen oder hinteren Pfannen-Pfeilers (nach Judet und Letournel)

6.2 Frakturen am Femur

6.2.1 Schenkelhalsbrüche

Man unterscheidet
- **Mediale intraartikuläre**
- **Laterale extraartikuläre**

Schenkelhalsbrüche.

Mediale **Schenkelhalsbrüche** werden in
- ***Ab*****duktionsbrüche**
- ***Ad*****duktionsbrüche**

unterteilt.

In **prognostischer** Hinsicht kann man die medialen Schenkelhalsbrüche in 3 Grade einteilen, je nach dem Winkel den die Frakturebene mit der Horizontalen bildet:

Pauwels I: unter 30°: primär günstig
Pauwels II: 30–70°: stabile Schenkelhalsfraktur
Pauwels III: über 70°: primär ungünstig

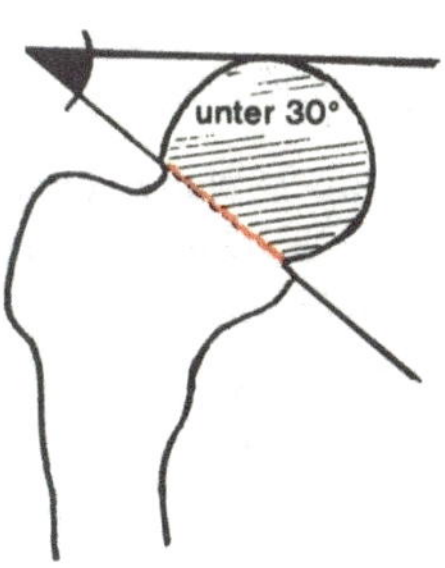

Pauwels I

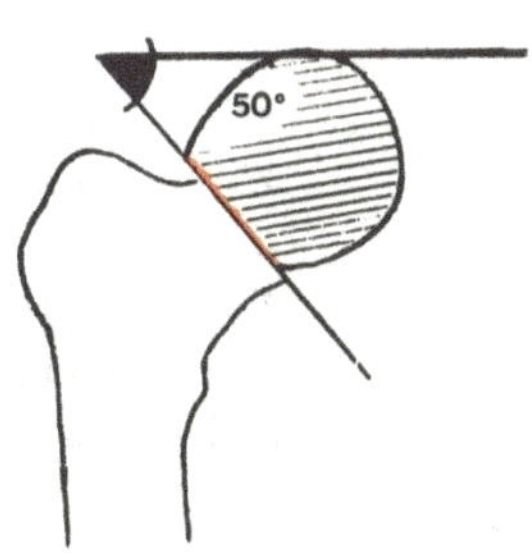

Pauwels II

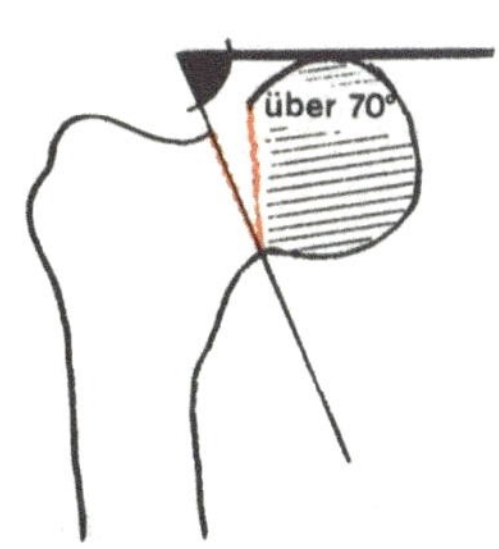

Pauwels III

6.2.1.1 Medialer Schenkelhalsbruch

Es handelt sich um einen Abbruch des Oberschenkelkopfes **innerhalb** der Hüftgelenkkapsel. Das Alter der Patienten liegt meist zwischen 70 und 80 Jahren, wobei meist ein Sturz auf die Hüfte angegeben wird.

Ursache

- Osteoporose
- Knochenzellnekrosen wegen schlechter Blutversorgung des Schenkelkopfes. Der Schenkelkopf wird durch Kapselgefäße aus dem Rami ascendentes der Aa. circumflexae femoris ernährt.

6.2.1.1.1 Abduktions- oder Valgusbrüche

sind **selten.** Der Kollodiaphysenwinkel ist **größer** als 126°. Der Bruch ist **eingekeilt.**

Therapie

Meist genügt Bettruhe von 2–4 Wochen mit Lagerung des Beins auf Braunscher Schiene.
Bei Unstabilität ist die Operation indiziert.

6.2.1.1.2 Adduktions- oder Varusbrüche

sind **häufig.** Der Kollodiaphysenwinkel ist **kleiner** als 126°. Der Bruch ist **nicht** eingekeilt.

Therapie

AO-Verfahren:
130° Winkelplatte als 1-Loch-Platte sowie zusätzlicher **Spongiosaschraube.** Oder: Totalendoprothese zur möglichst raschen Mobilisierung (bes. bei Typ Pauwels III und über 80-jährigen Patienten).

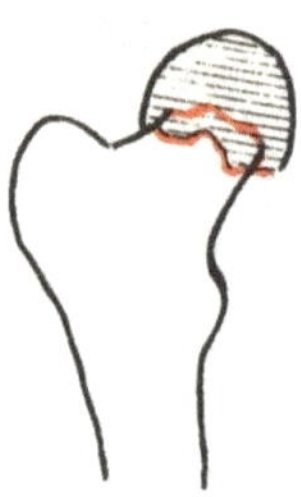

Abduktionsbruch
(Valgusbruch)
Kollodiaphysenwinkel
größer als 126°

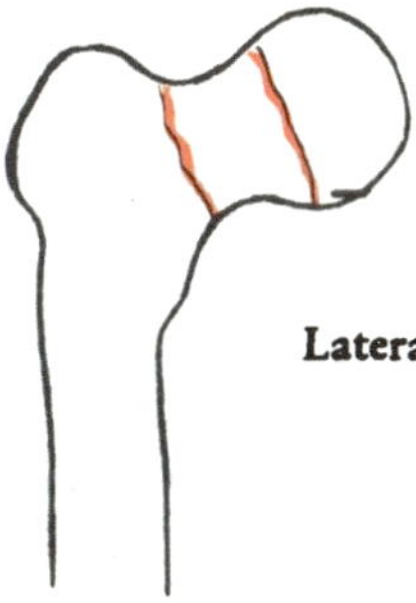

Medialer Schenkelhalsbruch

Lateraler Schenkelhalsbruch

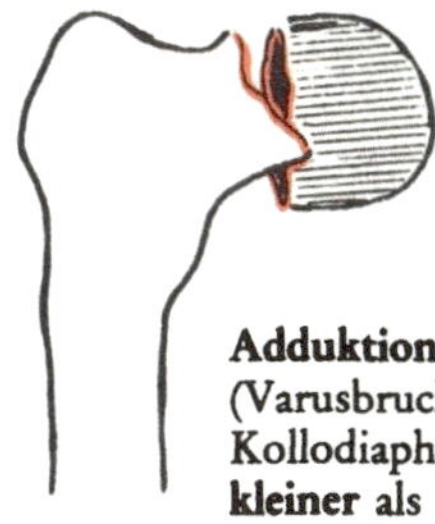

Adduktionsbruch
(Varusbruch)
Kollodiaphysenwinkel
kleiner als 126°

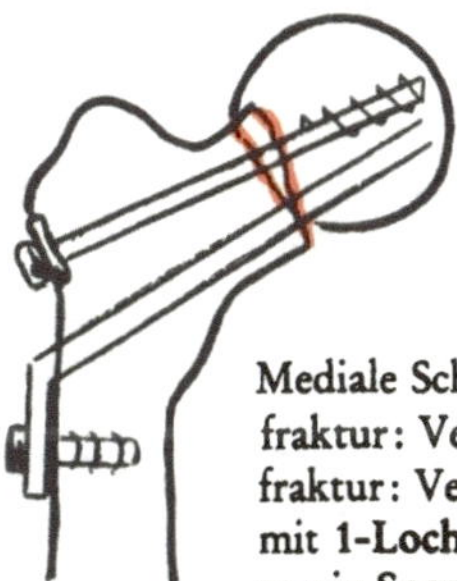

Mediale Schenkelhalsfraktur: Versorgung
fraktur: Versorgung
mit **1-Loch-Platte**
sowie **Spongiosaschraube**
Bei der Reposition muß der Schenkelkopf leicht **valgisiert** werden!

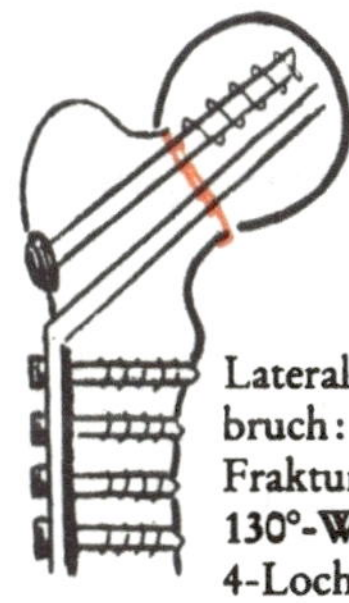

Lateraler Schenkelhalsbruch: Versorgung der Fraktur mit einer **130°-Winkelplatte** als 4-Loch-Platte sowie Spongiosaschraube

6.2.1.2 Lateraler Schenkelhalsbruch

Es handelt sich um einen Abbruch des Oberschenkelkopfes dicht am Trochantermassiv **außerhalb** der Hüftgelenkskapsel. Das Alter der Patienten liegt meist **vor** dem 40. Lebensjahr. Laterale Schenkelhalsfrakturen sind seltener als mediale.

Therapie

AO-Verfahren mit sog. pertrochantärer Platte:
130° Winkelplatte als 4-Loch-Platte, eventl. zusätzliche Fixation durch Spongiosaschrauben.

6.2.1.3 Spontanfrakturen im Schenkelhals

Pathologische Frakturen im Bereich des Schenkelhalses finden sich bei

- Karzinommetastasen im Schenkelhals sowie
- Osteoradionekrose infolge intensiver Bestrahlung eines Genitaltumors der Frau.

Therapie

- Einfache Kopfprothese (Teilprothese) besonders bei idealen Kongruenzverhältnissen, sonst bei Zeichen einer beginnenden Pfannenentrundung
- **Totalendoprothese.**
  Die Patienten können nach 3–4 Tagen aufstehen!

Indikation zur Totalendoprothese

- Alter über 70 Jahre
- Frakturen vom Typus Pauwels III
- Frakturen die längere Zeit disloziert waren
- Frakturen bei neurologischen Erkrankungen, z. B. M. Parkinson.

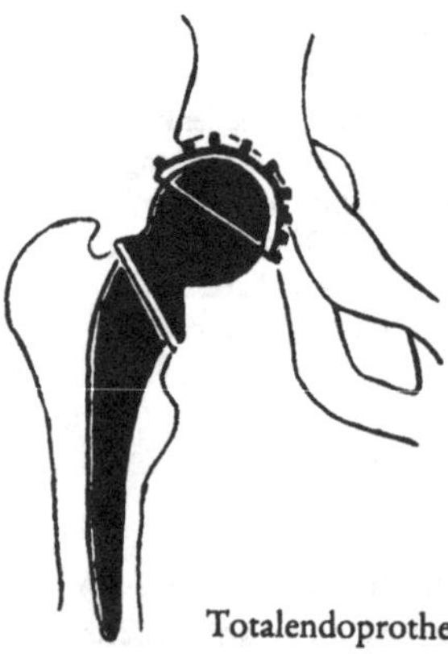

Totalendoprothese

6.2.1.4 Traumatische Epiphysenlösungen

Traumatische Epiphysenlösungen kommen bei Kindern bis zum 16. Lebensjahr vor und sind meist auf endokrine Störungen zurückzuführen.

Therapie

Streckverband für 8 Wochen.

6.2.2 Pertrochantere Oberschenkelbrüche

Pertrochantere Frakturen betreffen das eigentliche Trochantermassiv. Diese Brüche

erstrecken sich vom Trochanter major bis zum Trochanter minor.
Sie treten bei Patienten jenseits des 60. Lebensjahres auf.

Entstehungsmechanismus

Sturz auf die Hüfte!

Therapie

AO-Verfahren:
130°-Winkelplatte als 4-Loch-Platte mit zusätzlicher Fixierung durch 2 Zugschrauben.

Prognose

Pertrochantere Oberschenkelbrüche zeigen in ihrem Heilungsverlauf im Gegensatz zu den Schenkelhalsbrüchen **seltener** Komplikationen!

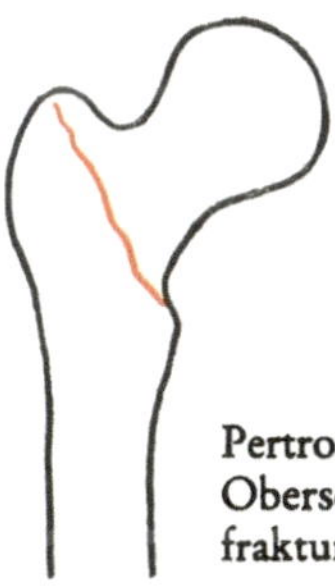

Pertrochantere Oberschenkelfraktur

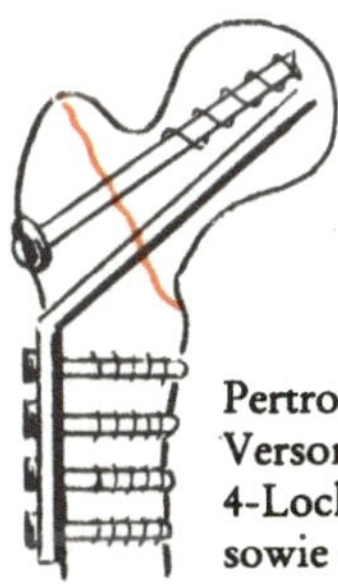

Pertrochantere Oberschenkelfraktur: Versorgung mit einer 4-Loch-Winkelplatte sowie einer Zugschraube

6.2.3 Isolierte Brüche des Trochanter major

Therapie

Bettruhe für 2–3 Tage.
Bei Mehrfachfrakturen des Trochanter major:
Operative Versorgung nach dem Prinzip der **Zuggurtung:**
Die Drahtumschlingung schaltet die Zugkomponente aus, und zwar
durch Fixierung der Sehnenansätze der kleinen Glutäen.
Die Kirschnerdrähte verhindern eine Rotation der reponierten Fragmente.

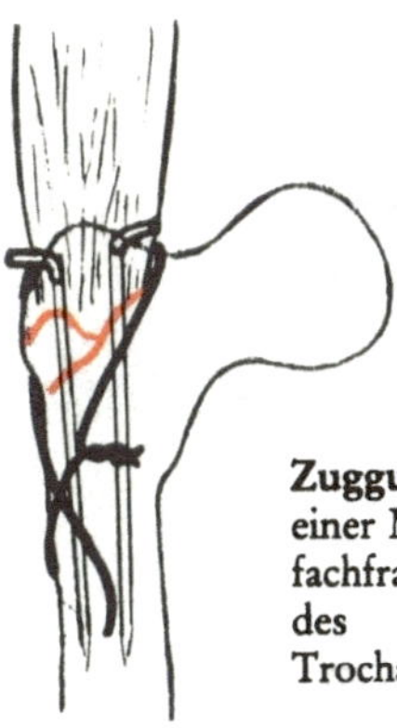

Zuggurtung einer Mehrfachfraktur des Trochanter major

6.2.4 Subtrochantere Oberschenkelbrüche

Es handelt sich um **echte Schaftfrakturen,** die distal der Trochanteren im proximalen Oberschenkeldrittel liegen.
Subtrochantere Oberschenkelbrüche treten bevorzugt zwischen dem **20. und 50. Lebensjahr** auf.

Therapie der subtrochanteren Oberschenkelbrüche

AO-Verfahren:
95°-Kondylenplatte als 9-Lochplatte.
Kondylenplatten werden **vorgespannt** und sind damit Biegebeanspruchungen besser gewachsen.
Wichtig ist die Wiederherstellung des **Adamschen Bogens,** da es sonst zu Plattenbrüchen kommen kann.

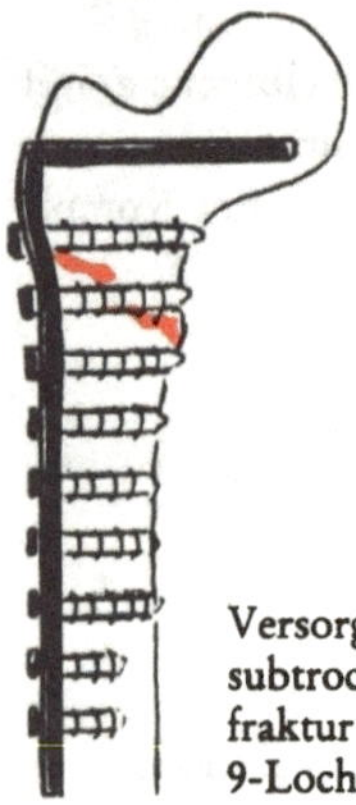

Versorgung einer subtrochanteren Oberschenkelfraktur mit einer 9-Loch-Kondylenplatte

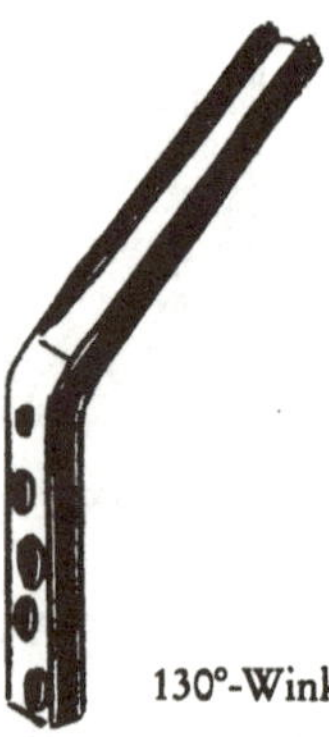

130°-Winkelplatte

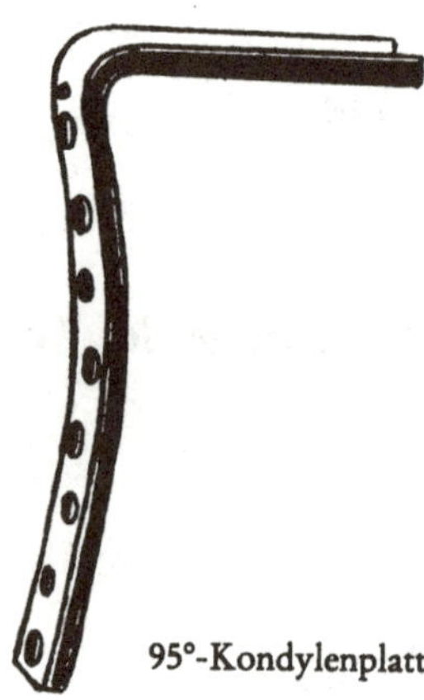

95°-Kondylenplatte

6.2.5 Oberschenkelbrüche im mittleren Drittel

Symptome

- Verkürzung
- Achsenknickung
- Innen- oder Außenrotation

Therapie

a) **Erwachsene:**
Marknagelung mit oder ohne Aufbohrung der Markhöhle.
Platten kommen hier **weniger** zur Anwendung, da nach ihrer Entfernung eine **Spongiosierung** der Kortikalis zu beobachten ist. Damit besteht die Gefahr einer Refrakturierung!
b) **Kinder bis zum 5. Lebensjahr:**
Vertikale Extension (Schwebestreck). Dauer der Ruhigstellung: **4 Wochen.** Das verletzte Bein wird durch eine Heftpflasterextension senkrecht über Rollzüge aufgehangen, so daß das Gesäß auf der verletzten Seite gerade eben schwebt.
c) **Ältere Kinder:**
Die Behandlung der verletzten Extremität erfolgt über einen **Hauptstreckverband** mit Belastung zwischen 1 1/2 und 5 kg für **4 Wochen** und Lagerung des Beins auf Braunscher Schiene.
Größte Zurückhaltung mit operativer Behandlung bei Kindern!

6.2.6 Suprakondyläre Oberschenkelbrüche

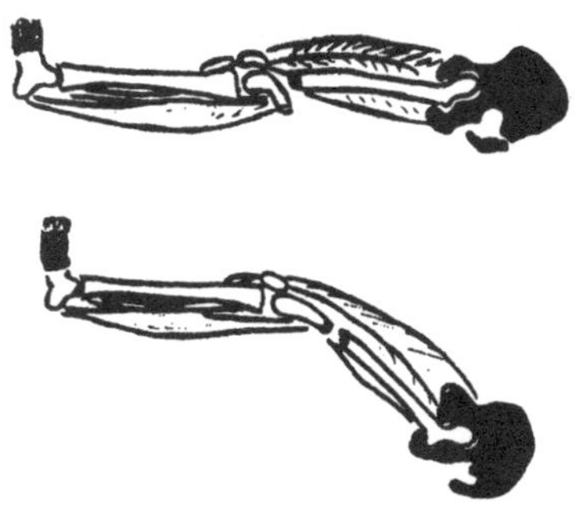

Bei Brüchen am unteren Oberschenkelende (suprakondyläre Oberschenkelbrüche) wird das **distale, kurze** Fragment in Streckstellung durch den Zug des Musc. gastrocnemius **nach hinten** verzogen. Bei dieser Verschiebung sind die Gefäße und Nerven der Kniekehle gefährdet!
Bei der Extensionsbehandlung muß das Kniegelenk in eine Beugestellung gebracht werden, damit sich das kurze distale Fragment auf das proximale einstellt.

Therapie

a) **Kinder:**
Drahtextension durch die Tuberositas tibiae und Lagerung des verletzten Beins auf Braunscher Schiene.

Dauer der Ruhigstellung im Streckverband: **4–6 Wochen,** wobei mit 1/7 des Körpergewichtes belastet wird.
Anschließend **Beckengips für 4 Wochen.**

b) **Erwachsene:**
AO-Verfahren
Kondylenplatte als Methode der Wahl.

6.2.7 Kondylenbrüche des Oberschenkels

Bei den Kondylenbrüchen des Oberschenkels handelt es sich um **Gelenkbrüche,** d. h. die Frakturlinie reicht bis in das Gelenk.

Formen

- *einfache* Kondylenbrüche
- Y-Frakturen

Symptome

- Bluterguß im Kniegelenk
- Valgus- oder Varusstellung

Therapie

AO-Verfahren:
Kondylenplatte.
Eine **genaue Einrichtung** der Fragmente ist unerläßlich, da bei einer Fehlstellung eine Varus- oder Valgusstellung resultiert mit nachfolgender sekundärer **Arthrosis deformans**

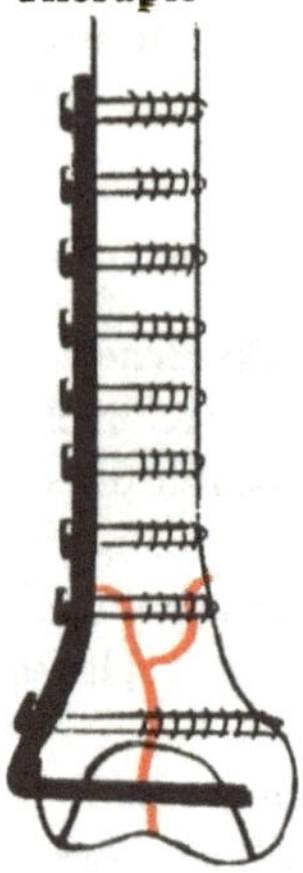

Y-Fraktur der Kondylen des Oberschenkels: Versorgung mit einer 95°-Kondylenplatte

6.3 Kniegelenksverletzungen

6.3.1 Kniescheibenbrüche

Anatomische Vorbemerkung

Am Kniegelenk unterscheidet man

a) einen **Hauptstreckapparat,** welcher

durch Patella und Quadrizepssehne gebildet wird, sowie

b) einen **Reservestreckapparat,** dargestellt durch muskuläre und sehnige Ausläufer des Musc. quadrizeps, die innen und außen an der Kniescheibe vorbei zum Schienbeinkopf ziehen.

Die **Prüfung des Streckapparates** erfolgt durch Heben des gestreckten Beins:

a) Besteht eine **teilweise** Hemmung, so ist der **Reserve**streckapparat *intakt.*

b) Bei **vollständiger Streckhemmung** sind Haupt- und Reservestreckapparat zerrissen.

Formen

- Querbrüche
- Trümmerbrüche
- Längsbrüche der Patella.

Symptome der Kniescheibenbrüche

- Kniegelenkserguß: reines Blut und Fettröpfchen
- teilweise oder vollständige Streckhemmung
- Auseinanderweichen der Bruchstücke bei Querbrüchen.

Therapie der Kniescheibenbrüche

- **Längsbrüche bei intaktem Streckapparat**
  Die Behandlung erfolgt **konservativ in Gipshülse.** Dauer der Ruhigstellung **4–5 Wochen.** Evtl. rein funktionelle Behandlung mit sofortiger aktiver Bewegung!
- **Querbrüche und Mehrfragmentbrüche**
  Operative Versorgung nach dem Prinzip der **Zuggurtung:**
  Zunächst parallele Einführung zweier Kirschnerdrähte in Längsrichtung, dann Durchführung einer doppelten Zuggurtungsdrahtnaht. Die Hinterfläche der Kniescheibe darf keine Stufe bilden!
- **Trümmerbrüche**
  Da durch eine Zuggurtung meist nicht der gewünschte Erfolg zu erzielen ist,

muß eine teilweise oder vollständige **Patellektomie** durchgeführt werden. Sie erfordert eine direkte Naht von Patellar- und Quadrizepssehnenansätzen.

Wichtig ist – nach operativer Stabilisierung nach dem Prinzip der Zuggurtung – eine **sofortige aktive Mobilisierung** des Kniegelenkes!

Nur eine ***Beugung*** läßt die Zuggurtungskräfte unterhalb der Zerklage zur Wirkung kommen.

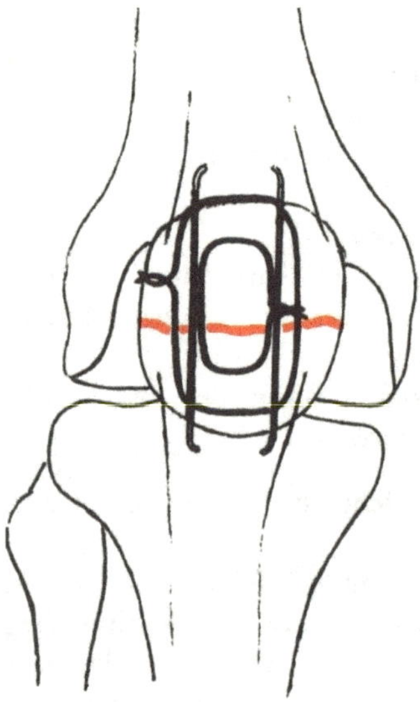

Querfraktur der Patella:
Operative Stabilisierung nach dem Prinzip der **Zuggurtung**

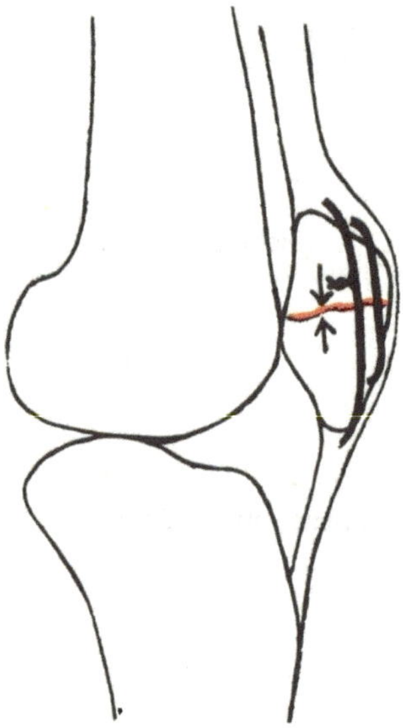

Prinzip der Zuggurtung anhand einer Patellaquerfraktur:
Der **ventrale** Draht hat infolge leichter Überspannung eine **Überkorrektur** zur Folge. Die Beugung des Kniegelenkes bewirkt einen **Gegendruck** und damit Verschluß der Frakturflächen!

6.3.2 Verrenkungen der Kniescheibe

Die meisten Verrenkungen der Kniescheibe sind gewohnheitsmäßig, d. h. ***habituell***

Anatomische Faktoren, die zur Verrenkung prädisponieren

- Abflachung des äußeren Kondylus
- Vermehrte Valgusstellung
- Schwäche des Kapselapparates

Symptome

- Vorsprung der Kniescheibe an der Außenseite des Femur
- Fixierung des Kniegelenks in leichter Beugestellung

Therapie der Verrenkungen der Kniescheibe

a) **Reposition:**
Das im Kniegelenk durchgestreckte Bein wird in der Hüfte stark **gebeugt.** Zusätzlich wird ein leichter Druck von außen angewendet.

b) **Ruhigstellung:**
Gipshülse in Streckstellung für **4 Wochen.**
Infolge Verletzungen des Streckapparates ist bei Verrenkungen der Kniescheibe oft mit einem **Rezidiv** zu rechnen!

6.3.3 Verrenkungen des Kniegelenks

Formen der Verrenkung:

a) Verrenkung nach **außen vorn:**

Symptome

- Valgusstellung
- Außenrotation

b) Verrenkung nach **außen hinten:**

Symptome

- **Varusstellung**
- Innenrotation

Komplikationen

- Zerreißung der Gefäße und Nerven in der Kniekehle
- Zerreißung von Seiten- oder Kreuzbändern.

Vor der Reposition ist eine *Prüfung* von

- Sensibilität sowie
- Puls der A. dorsalis pedis und A. tibialis posterior

angezeigt.

Nach der Reposition ist der

– Grad der Bänderzerreißung zu objektivieren!

Therapie der Verrenkungen des Kniegelenks

a) **Reposition:**
   Bei rechtwinklig gebeugtem Kniegelenk wird auf Ober- oder Unterschenkel Zug und Gegenzug **in der Längsachse** ausgeübt.
   Bei der **vorderen Verrenkung** muß der Unterschenkel nach hinten geschoben werden,
   bei der **hinteren Verrenkung** muß der Unterschenkel nach vorn geschoben werden.
b) **Ruhigstellung:**
   Gipshülse für **12 Wochen!**
c) Operative Behandlung

Bei sog. irreponiblen Verrenkungen

liegen bei Streckstellung die Sehnen des pes anserinus in der Fossa intercondylica. Die Reposition gelingt nur bei Beugung des Kniegelenks.
Irreponible Verrenkungen treten nur bei Luxationen **nach außen vorne** auf.

Folgen

bei **jüngeren** Leuten: **Schlottergelenk**
bei **älteren** Leuten: **Strecksteife.**
Bei den **meisten Verrenkungen** muß **operativ** vorgegangen werden, **da Kreuz- und Seitenbänder nur auf diesem Wege wiederhergestellt** werden können!

6.3.4 Seitenbandverletzungen

Meist handelt es sich um eine Verletzung des *inneren* Seitenbandes an seinem *proximalen* Ansatz.

Symptome

a) Bei Zerreißung des **inneren** Seitenbandes findet man eine
   Aufklappbarkeit des Gelenkes an der **Innenseite** bei Vermehrung der X-Stellung.

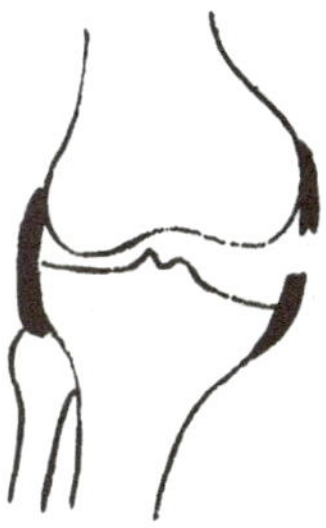

Zerreißung des inneren Seitenbandes

b) Eine Zerreißung des **äußeren** Seitenbandes zeichnet sich durch eine Aufklappbarkeit des Gelenkes an der **Außenseite** bei Vermehrung der 0-Stellung aus.

Therapie der Seitenbandverletzungen

a) **Konservativ:**
Bei **Dehnung** der Seitenbänder und damit nur geringer Aufklappbarkeit des Gelenkes:
Gipshülse in leichter Beugestellung von 170° für **8–12 Wochen.**

b) **Operativ:**
Bei vollständiger **Zerreißung,** älterer Zerreißung oder Kreuzbandbeteiligung:
Naht mit eventueller Verstärkung durch eine **Fascienplastik.**
Der **Stiedaschatten** ist eine **Verknöcherung des proximalen Ansatzes** des **Innenbandes** und tritt frühestens 4 Wochen nach Verletzung des Innenbandes auf.

6.3.5 Kreuzbandverletzungen

Bei Kreuzbandverletzungen ist überwiegend das *vordere* Kreuzband betroffen. Meist reißt das Band an seinem **tibialen** Ursprung, wobei ein Stück der Eminentia intercondylica mitgenommen wird.
Häufig ist eine **Kombination** mit einer **medialen Seitenbandverletzung** und/oder **Meniskusbeteiligung** vorhanden!

Symptome

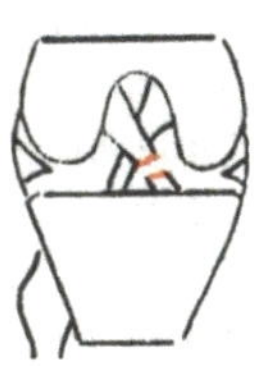

Abriß des **vorderen** Kreuzbandes

Das wichtigste Zeichen ist das *Schubladenphänomen!*

a) *Vordere* **Schublade:**
Bei rechtwinklig gebeugtem Knie kann der Schienbeinkopf verstärkt **nach vorn**

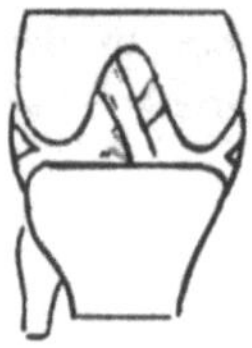

Abriß des
hinteren Kreuzbandes

geschoben werden:
Zerreißung des *vorderen* Kreuzbandes.

b) ***Hintere*** **Schublade:**
Der Schienbeinkopf kann bei rechtwinklig gebeugtem Knie verstärkt **nach hinten** geschoben werden:
Zerreißung des *hinteren* Kreuzbandes.

Therapie der Kreuzbandverletzungen

Gipshülse für 8–12 Wochen
oder
sofortige operative Behandlung.
Eine Indikation zum operativen Vorgehen ist z. B. bei Verletzungen gegeben, die **länger als ein halbes Jahr** zurückliegen.
Weiterhin aber auch dann, wenn **4 Wochen nach der Gipsabnahme keine Festigung** besteht.
Die **Methoden** zur operativen Versorgung einer Kreuzbandverletzung sind so **zahlreich,** daß eine alleinige Aufzählung den Rahmen dieser Übersicht sprengen würde.

6.3.6 Meniskusverletzungen

Überwiegend sind **degenerative** Veränderungen ursächlich verantwortlich.
Auslösendes Moment ist meist eine **Rotation des Oberschenkels** bei gebeugtem Knie und **festgehaltenem Unterschenkel:**
Die Menisken gelangen in die Kondylenzange.
Am häufigsten ist der **innere** Meniskus betroffen, der in Längsrichtung reißt, wobei der mediale, gerissene Teil ins Gelenkinnere verlagert wird („Korbhenkelriß“).

Symptome

a) **Streckhemmung** (kann auch bei Einklemmung freier Gelenkkörper vorkommen!
Differentialdiagnose durch Röntgenbild!)
b) **Gelenkerguß** (serös, da keine Blutgefäße betroffen sind)

c) **Meniskuszeichen:**
Folgende Symptome beziehen sich auf eine **Verletzung des inneren Meniskus** und fallen bei einer Beteiligung des äußeren Meniskus gegenteilig aus:

- **Steinmann I:**
Spontanschmerz am **inneren Gelenkspalt** bei **Außenrotation** des Unterschenkels und Beugung des Knies,
- **Steinmann II:**
bei weiterer Beugung wandert der Schmerz **nach hinten.**
- **Böhlersches Zeichen:**
Adduktionsschmerz am inneren Gelenkspalt.

d) **Überstreckungsschmerz** bei **Vorderhorn**verletzung
e) Schmerz bei starker **Beugung** bei **Hinterhornverletzung.**

Therapie der Meniskusverletzungen

Bei **eindeutigen** Meniskusverletzungen stellt das **operative** Vorgehen die Methode der Wahl dar!

a) Meist genügt eine **partielle Resektion** des verletzten Meniskusanteils.
b) Eine **Exstirpation** des Meniskus sollte bei **stärkeren Degenerationserscheinungen** durchgeführt werden!

6.4 Unterschenkelbrüche

6.4.1 Schienbeinkopfbrüche

Tibiakopffrakturen zeichnen sich dadurch aus, daß mindestens eine Bruchlinie bis ins Gelenk reicht.

Frakturtypen

Nach Courvoisier unterscheiden wir 4 Formen von Tibiakopfbrüchen:

1. Spaltbruch
2. Impressionsfraktur
3. Mischform von 1. und 2.
4. Y- oder TFraktur.

Symptome

– Bluterguß im Kniegelenk

Komplikationen

– Bänderriß (Innenband und vorderes Kreuzband bevorzugt)
– Meniskuseinklemmung im Bruchspalt

Therapie der Schienbeinkopfbrüche

– Konservativ:
Eine konservative Therapie der Schienbeinkopfbrüche ist nur dann indiziert, wenn eine exakte anatomische Wiederherstellung erreicht werden kann.
Bei **schlechter Reposition** resultieren Fehlstellungen mit Stufenbildungen, die zu einer **sekundären Arthrosis deformans** des Kniegelenks führen.
– **Operatives Vorgehen** ist bei irreponiblen Gelenkfrakturen indiziert. Auch ein Ausriß der Eminentia intercondylica stellt eine Indikation zur Operation (Spongiosaschraube) dar.

6.4.1.1 Konservative Therapie der Schienbeinkopfbrüche

a) Punktion des Ergusses
b) Sorgfältige Reposition
entweder durch
Abduktion bei Brüchen des inneren Kondylus
oder
Adduktion bei Brüchen des äußeren Kondylus.
Dadurch erreichen wir durch **Zug** des entsprechenden Seitenbandes eine Anhebung des abgesunkenen Bruchstückes.
c) **Ruhigstellung** für **6–8 Wochen** in einer Gipshülse. Nach frühestens 4–5 Wochen darf eine Belastung im Gipsverband erfolgen.
Die konservative Therapie wird heute nur **selten** geübt, da die operative Behandlung bessere anatomische Gelenkverhältnisse ermöglicht.

6.4.1.2 Operative Behandlung der Schienbeinkopfbrüche

Das **AO-Verfahren** stellt die Methode der Wahl dar.

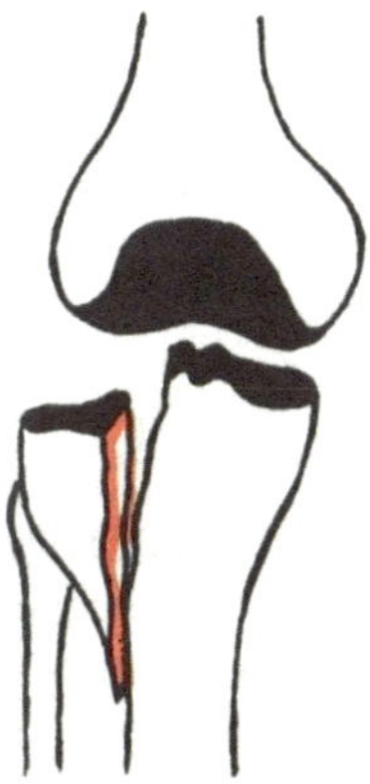

Schienbeinkopfbruch (Meißelbruch) mit Stufenbildung im Gelenk

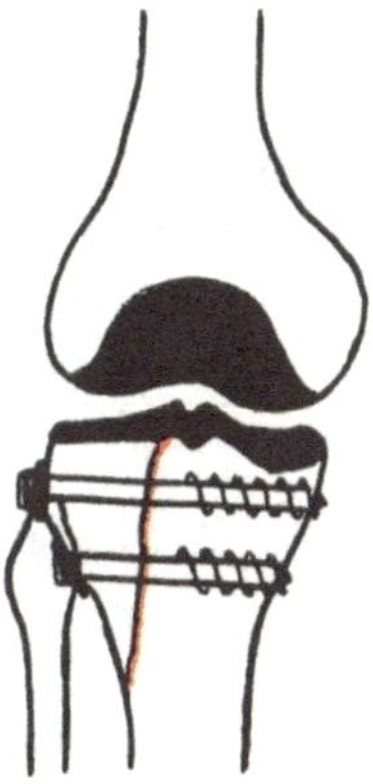

Schienbeinkopfbruch nach Verschraubung

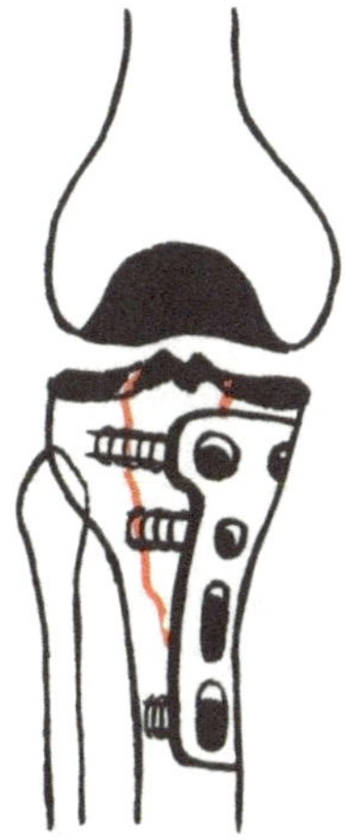

Schienbeinkopfbruch (Stauchungsbruch) nach Versorgung mit einer T-Platte als Abstützplatte

6.4.2 Schaftbrüche der Unterschenkelknochen

Formen

- Querbrüche
- Schrägbrüche
- Stückbrüche
- Trümmerbrüche
- Spiralbrüche oder Flötenschnabelbrüche
  Bei dieser Bruchform ist die Tibia im Übergang vom mittleren zum distalen Drittel, die Fibula im proximalen Drittel frakturiert.

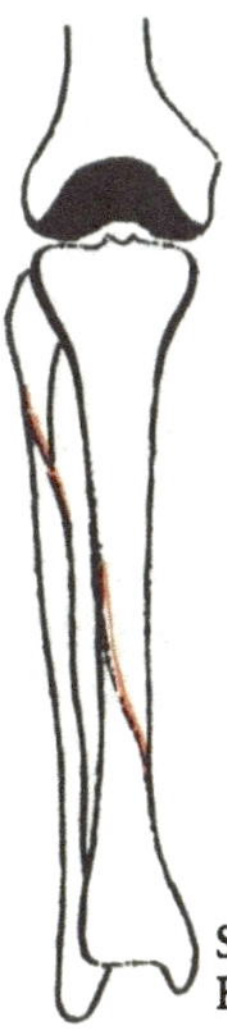

Spiralbruch oder Flötenschnabelbruch

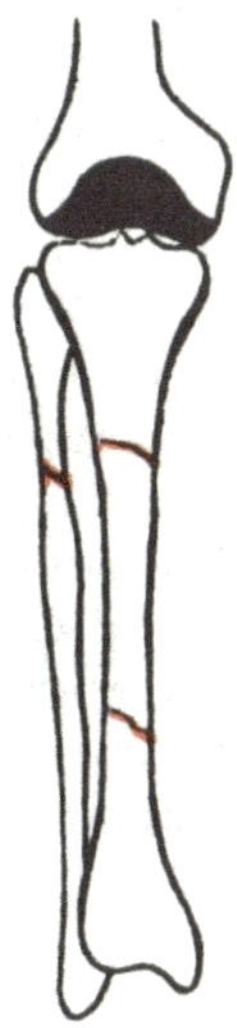

Stückbruch

Therapie der Unterschenkelschaftbrüche

Die Indikation zur konservativen oder operativen Behandlung ist von verschiedenen Faktoren abhängig:

a) Für die ***konservative*** **Therapie** eignen sich
   - lange Schrägbrüche sowie Trümmerbrüche,

b) für die ***operative*** **Behandlung** (Osteosynthese):
   - kurze Schrägbrüche
   - Querbrüche sowie

   Stückbrüche.

bei der *konservativen* Behandlung wird

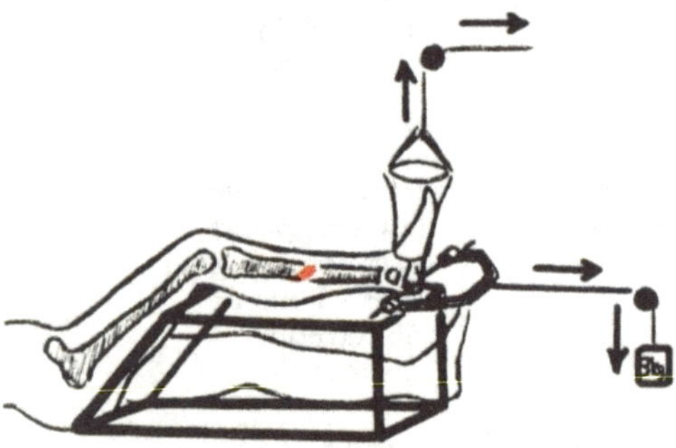

- für **3 Wochen** eine **Drahtextension** durchs Fersenbein mit 3–4 kg Belastung angelegt. Dabei wird das Bein auf einer **Braunschen Schiene** gelagert. Durch gleichzeitiges Aufhängen des Fußes werden Druckgeschwüre an der Ferse sowie Spitzfußstellung verhindert.
- Danach wird für **3–6 Wochen** ein **Gipsverband** angelegt.

Bei der *operativen* Behandlung der Unterschenkelschaftbrüche

wird nach Empfehlungen der AO wie folgt verfahren:

- **Kurze Schräg- und Querbrüche** der **proximalen Diaphyse** erfordern meist Doppelplatten.
- Im **mittleren Drittel** ist der **Marknagel** das Verfahren der Wahl.
- Im **distalen Drittel** wird eine leicht valgisierende **Neutralisationsplatte** eingebracht.

Pseudarthrosen werden entweder mit einem **Marknagel** nach Aufbohrung oder mit einer **Zuggurtungsplatte** behandelt, die an der **konvexen** Seite des Knochens anzulegen ist.

Es gibt bei der Osteosynthese grundsätzlich 3 Arten von **Platten:**

Neutralisationsplatte

Die Neutralisationsplatte wird hauptsächlich bei **Tibiafrakturen** verwandt. Sie wird an der **medialen** Tibiaseite angeschraubt und soll die einwirkenden Torsions- und Biegungskräfte vom proximalen auf das distale Fragment überleiten. Dadurch werden Kräfte **neutralisiert,** die sich auf die Frakturflächen ungünstig auswirken würden.

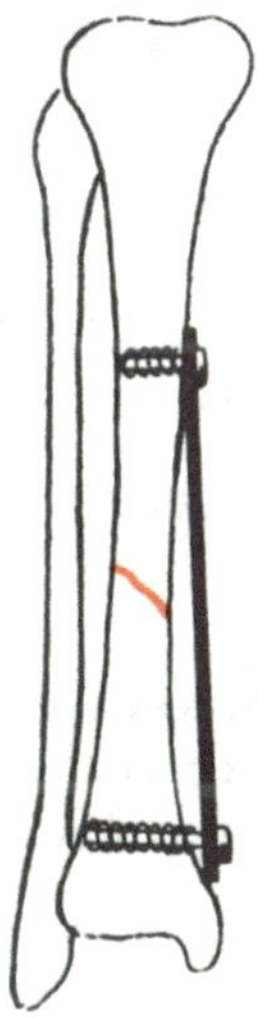

Prinzip der
Neutralisationsplatte
Die Platte ist kürzer als der Knochen.
Beginn der Verschraubung an beiden Enden.
Zusätzlich zur **interfragmentären Kompression** mittels Zugschrauben wird eine **axiale Kompression** erreicht, die sich auf beide Knochenseiten auswirkt

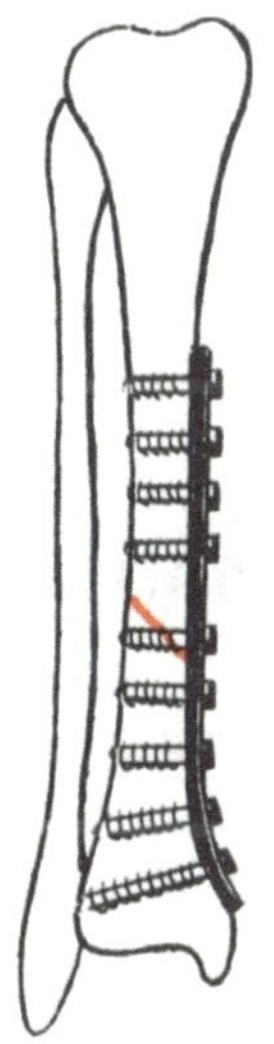

Abstützplatte

Die Abstützplatte findet im **spongiösen** Knochenbereich ihre Anwendung:
Sie soll die dünne Kortikalis *abstützen* wie sie besonders **im Tibiakopfbereich** sowie im **distalen Drittel** der Tibia vorhanden ist.

Zuggurtungsplatten

Zuggurtungsplatten werden an der Zugspannungsseite des Knochens fixiert. Sie werden fast nur bei *Peudarthrosen* verwandt, sofern der Marknagel nicht indiziert erscheint.
Die Zuggurtungsplatte wird an der **lateralen (konvexen)** Tibiaseite angebracht. Ihre Aufgabe besteht darin **Zugkräfte auf-**

zufangen und **in axiale Druckkräfte umzuwandeln.**

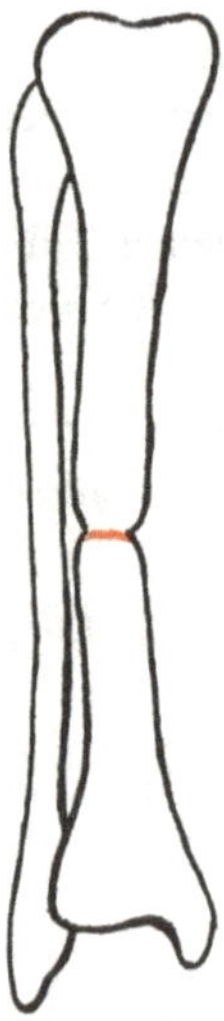

Prinzip der
Zuggurtungsplatte
Der Knochen – in diesem Fall eine Tibiapseudarthrose – steht in **Varusfehlstellung.** Die Zuggurtungsplatte muß an der **konvexen (lateralen)** Seite angebracht werden

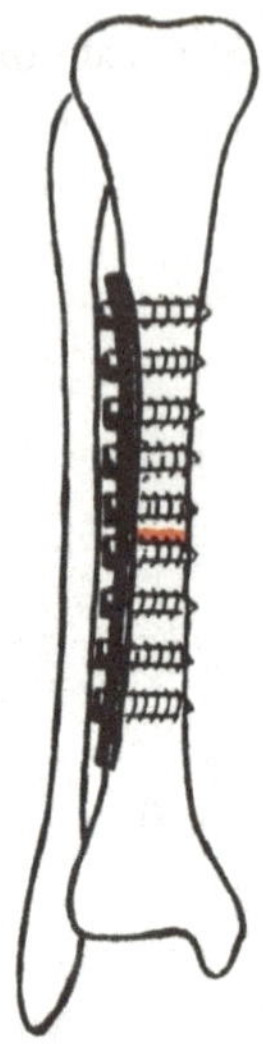

6.4.3 Knöchelbrüche

Knöchelbrüche stellen Abbrüche des *Innen- oder Außenknöchels* dar, die mit oder ohne Bandverletzungen im Bereich des oberen Sprunggelenk auftreten.

6.4.3.1 Einteilung der Knöchelbrüche

6.4.3.1.1 Einteilung nach Lauge-Hansen

Diese Klassifizierung legt den **Unfallmechanismus** zu Grunde:
Knöchelbrüche entstehen durch Ein- oder Auswärtsknickung des Fußes *allein* oder gleichzeitiger Auswärtsdrehung der Fußspitze (Eversion)
Es gibt **4 Entstehungsmechanismen:**
- Supinations-Eversions-Frakturen
- Pronations-Eversions-Frakturen
- Supinations-Adduktions-Frakturen
- Pronations-Adduktions-Frakturen

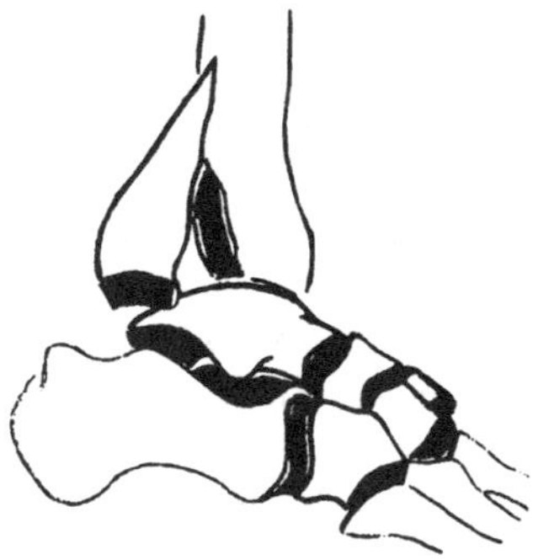

Das **Volkmannsche Dreieck** stellt einen Abriß der hinteren unteren Tibiakante dar und entsteht, wenn bei einer Knöchelfraktur die Bandverbindung zwischen Tibia und Fibula nicht einreißt. Die Bänder können durch Zug ein Knochenfragment heraussprengen.

6.4.3.1.2 Einteilung nach Weber

Einen anderen Einteilungsmodus empfiehlt Weber:
Diese Einteilung ist für die **Operationsindikation** von Bedeutung: Im Mittelpunkt steht die Tibia-Fibula-Syndesmose!
(Syndesmose: Distale Bandverbindung zwischen Tibia und Fibula etwa in Höhe des Gelenkes)
Nach Weber ist die **Fibula der Leitstab des oberen Sprunggelenks.**
Die tibio-fibulare Bandverbindung gibt der Sprunggelenksgabel ihre Festigkeit.
Daher muß eine **Wiederherstellung dieser ligamentären Verbindung** bei Verletzungen unbedingt angestrebt werden! Nur auf diese Weise kann eine einwandfreie Funktion der Knöchelgabel erzielt werden.
Man unterscheidet
Typ A, B und **C,**
je nach der **Höhe** der Fibulafraktur.
Frakturen **in Höhe** der Syndesmose *können* mit einem Bänderschaden einhergehen.
Frakturen *distal* davon gehen in der Regel *nicht* mit einer Verletzung der Syndesmose einher!

Typ A

Die Fibula ist *distal* der Syndesmose frakturiert.
Es besteht **kein** Bänderschaden.
Kein operatives Vorgehen notwendig!

Typ B

Die Fibula ist *in Höhe* der Syndesmose gebrochen.
Gleichzeitig ***kann*** **eine Ruptur**
- der ventralen Syndesmose oder
- des lig. deltoideum (bei Fehlen eines Innenknöchelbruches) bestehen.

Bei Verletzung der Syndesmose ist die Indikation zur Operation gegeben!

Typ C

Die Fibula ist *proximal* der Syndesmose gebrochen.
Es besteht *immer* eine gleichzeitige Verletzung der Bänder.
In jedem Fall besteht eine Indikation zur Operation!

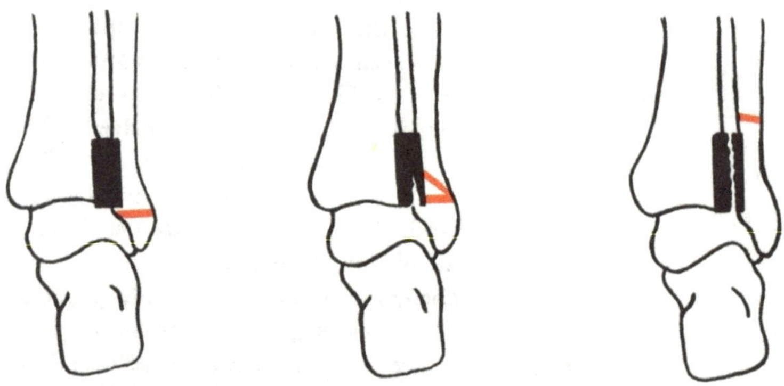

Typ A
Fibula **distal** der Syndesmose gebrochen.
Kein Bandschaden

Typ B
Fibula **in Höhe** der Syndesmose gebrochen.
Ventrales Syndesmosenband **gerissen.**

Typ C
Fibula **proximal** der Syndesmose gebrochen.
Verletzung der Syndesmosen bänder ist die Regel

6.4.3.2 Therapie der Knöchelbrüche

6.4.3.2.1 Konservative Therapie

- *Unverschobene* einfache Knöchelbrüche werden einige Tage bis zur Abschwellung auf einer Braunschen Schiene gelagert.
  Danach wird ein **Gipsverband** für **6 Wochen** angelegt. Evtl. kann auch so-

fort ein Liegegips (aufgeschnitten oder geschlossen) angelegt werden!

– *Verschiebungen* des Talus in der Malleolengabel bedürfen einer **sofortigen** Reposition!
  Danach Fixation im gespaltenen **Unterschenkelgipsverband** für etwa 3 **Wochen.** Anschließend **Gehgipsverband** für **8 Wochen.**

Für die *Ruhigstellung* bei Knöchelbrüchen sind folgende Zeiten angemessen:
Einfacher Knöchelbruch: 6 Wochen
mit Subluxation des Talus nach außen: 8 Wochen
mit Volkmannschem Dreieck: 10 Wochen
Doppelter Knöchelbruch: 8–10 Wochen
mit Subluxation des Talus nach außen: 10–12 Wochen
mit Volkmannschem Dreieck: 12 Wochen

6.4.3.2.2 Operative Behandlung

Hier kommt fast ausschließlich die AO-Technik zur Anwendung.

– Verletzung der **Syndesmose:** Bei **Zerreißung** des ventralen Syndesmosenbandes erfolgt eine **Naht** desselben, bei **Abrißfrakturen** empfiehlt sich eine **Verschraubung,** während die Stabilisierung mit Stellschrauben heute nur noch selten zur Anwendung kommt.
– **Volkmannsche Dreiecke** werden meist durch **Malleolarschrauben** fixiert. Eine operative Versorgung erscheint immer dann indiziert, wenn sie mehr als ein Drittel der Gelenkfläche ausmachen.
– Brüche des **Innenknöchels:**
  Je nach Höhe und Ausdehnung der Fraktur empfehlen sich 3 Verfahren:
  – **Zuggurtung**
  – **Verschraubung**
  – **Verplattung**

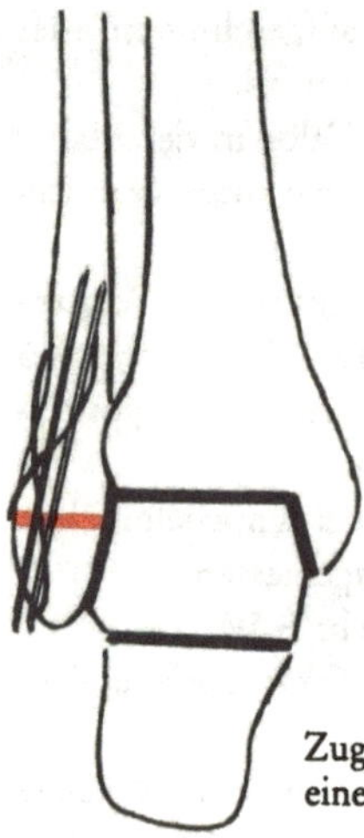

Zuggurtung
einer Außenknöchelfraktur

– Brüche des **Außenknöchels:**
Die Osteosynthese erfolgt nach den gleichen Grundsätzen wie die Behandhandlung von Innenknöchelbrüchen.
Bei Brüchen des **Außenknöchels** empfehlen sich je nach Höhe und Ausdehnung der Fraktur:
  - **Zuggurtung**
  - **Verschraubung**
  - **Verplattung**

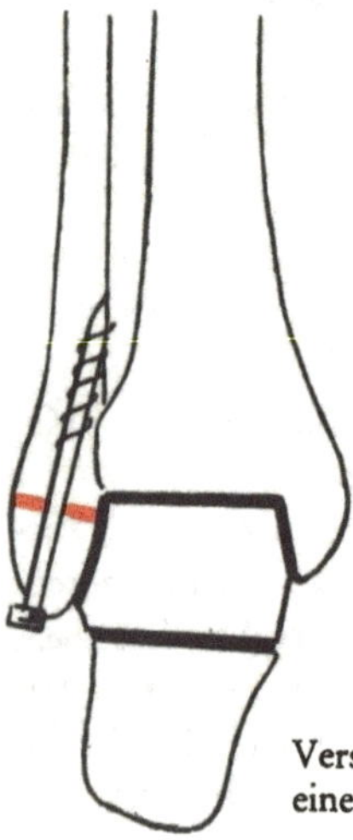

Verschraubung
einer Außenknöchelfraktur

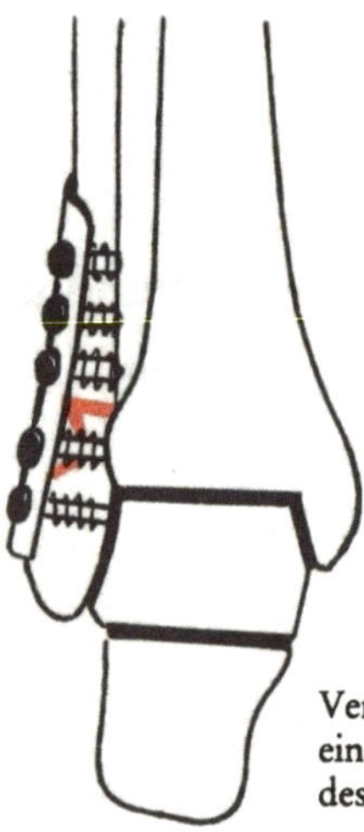

Verplattung
einer Mehrfachfraktur
des Außenknöchels

6.5 Frakturen und Luxationen am Fuß

6.5.1 Sprungbeinbrüche

Formen

– Abbruch des Proc. posterior tali
– Fraktur des Kopfes im Talushals

Komplikationen

Verletzung der A. dorsalis pedis

Therapie

Sprungbeinbrüche werden *konservativ* im Unterschenkelgipsverband **für 12 Wochen** behandelt.
Für die ersten 10 Wochen erfolgt die Ruhigstellung im Liegegips. Bis zum Ablauf der 10. Woche darf das Bein nicht belastet werden!
Danach erfolgt noch für weitere 2 Wochen die Ruhigstellung im Gehgipsverband.
Aufgrund der **schlechten Blutverhältnisse** sind Kopfnekrosen des Talus nicht selten. Daher ist eine **lange** Ruhigstellung und Entlastung notwendig!

6.5.2 Fersenbeinbrüche

Formen

- Fortsatzbruch: Entenschnabelbruch als Sonderform
- Körperbruch: meist ein Kompressionsbruch

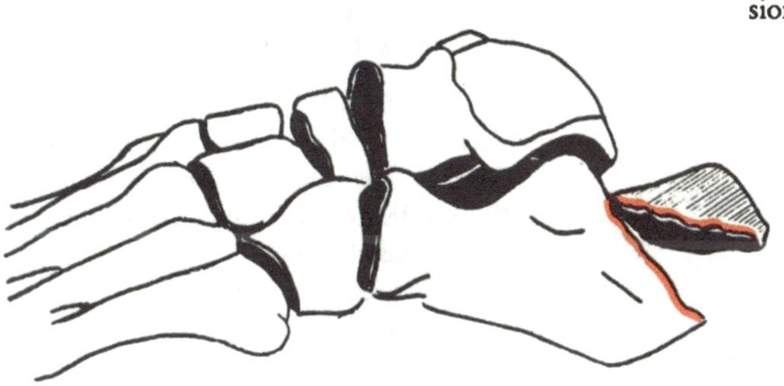

Entenschnabelbruch des Fersenbeinhöckers

Symptome

Bei **Kompressionsbrüchen** kommt es zu einer Verbreiterung des Fersenbeins, meist in Verbindung mit einer Aufhebung der Wölbung des Fußes und führt zu einer **Abflachung** des **Tubergelenkwinkels** der durch Kreuzung zweier Linien entsteht: Die **erste** verläuft entlang der oberen Fläche des Tuber calanei,
die **zweite** entlang der oberen Gelenkfläche.
Normalerweise beträgt dieser Komplementärwinkel **30–40°**, während er bei Kompressionsbrüchen aufgehoben oder negativ ist.

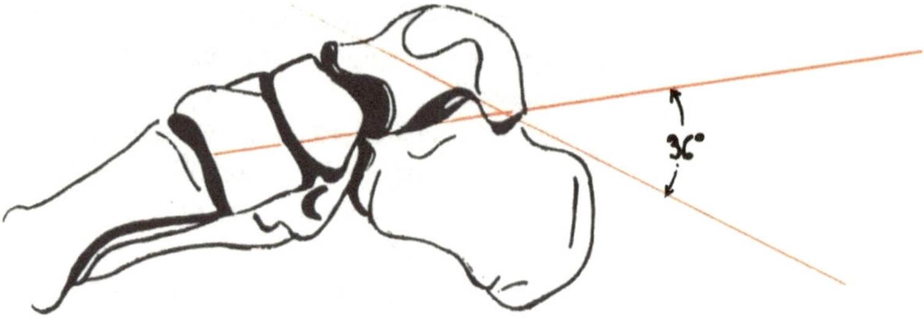

Normaler Tubergelenkwinkel von 36°

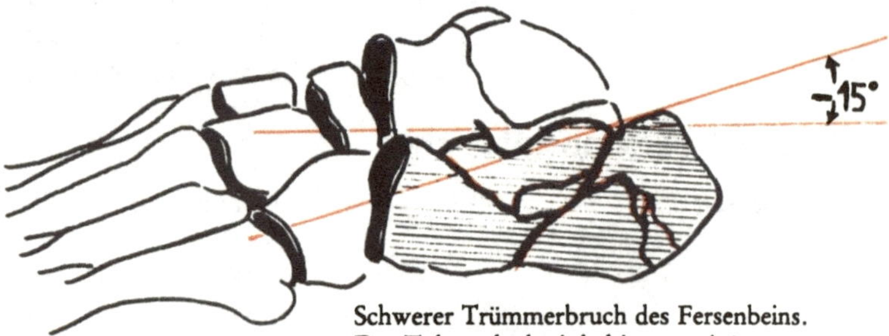

Schwerer Trümmerbruch des Fersenbeins. Der Tubergelenkwinkel ist negativ!

Therapie

Ziel der Behandlung von Fersenbeinbrüchen ist die Wiederherstellung des Tubergelenkwinkels und damit der normalen Fußwölbung.

a) *Unverschobene* Brüche:
Unterschenkelgehgips **für 8 Wochen.**

b) *Verschobene* Brüche:

– **Reposition:**
Möglichst konservativ
unter stärkster Beugung im Kniegelenk, sowie stärkster Plantarflexion.

Eine blutige Reposition sollte nur mit größter Zurückhaltung angewendet werden, da hohe Infektionsgefahr besteht und die Behandlungsergebnisse oft schlecht sind!

Methoden der Reposition mit Nagel oder Drahtextension:

1. Methode nach Westhues:
Einrichtung mit Hilfe eines Steinmannagels, der in den Tuber calcanei eingebracht wird.

2. **Dauerzugbehandlung:**
   Für 1–2 Wochen mit einer Belastung von 10 kg.

- **Ruhigstellung:**
  Gipsverband in stärkster oder rechtwinkliger Kniebeugung und Plantarflexion (Spitzfuß) **für 4 Wochen.**
  Dadurch wird eine Entspannung der Achillessehne erzielt.
  Anschließend Gehgipsverband für **4 Wochen.**

6.5.3 Brüche der Mittelfußknochen

Bei Frakturen der Mittelfußknochen ist aufgrund der festen Verankerung und größeren Länge der **2. Strahl** am häufigsten betroffen.

Therapie

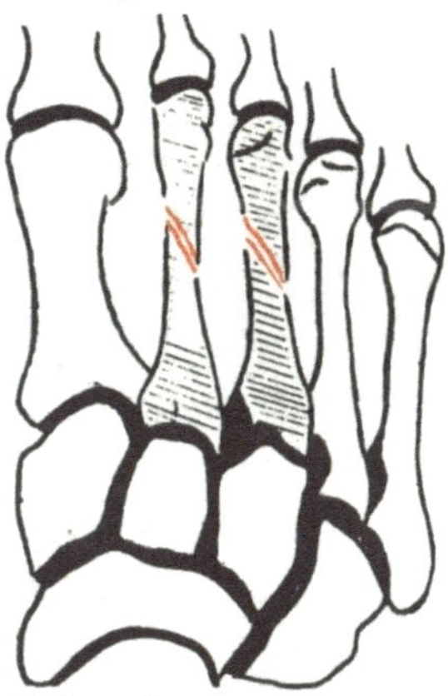

Fraktur des 2. und 3. Mittelfußknochen

- **Reposition**
- **Unterschenkelgehgipsverband** für 4–6 Wochen.

Selten ist eine Einrichtung durch einen Drahtzug notwendig, welcher durch den Endgliedknochen der jeweiligen Zehe geführt wird.
In den Unterschenkelgipsverband wird ein Extensionsbügel eingegipst und die Drahtzüge daran aufgehangen.
Es wird **für 4 Wochen:** ein Streckverband mit Gips angelegt,
sowie für weitere
4 Wochen: ein Gehgipsverband.
Die *Marschfraktur* stellt einen Ermüdungsbruch des 2. und 3. Mittelfußknochen dar.

6.5.4 Zehenbrüche

Bei den Zehenbrüchen werden nur die *Großzehenbrüche* bes. die Grundgliedbrüche im Unterschenkelgehgipsverband **für 4 Wochen** ruhiggestellt.

7. Literaturverzeichnis

Bimler, R.: Bewegungstherapie und frühfunktionelle Frakturbehandlung der unteren Extremität. Limburg/Lahn: Limburger Vereinsdruckerei 1970.

Bimler, R., Kallitzas, J.: Die frühfunktionelle Behandlung suprakondylärer Oberschenkelfrakturen mit und ohne Osteosynthese. Mschr. Unfallheilk. 76, 61–72 (1973).

Böhler, L.: Technik der Knochenbruchbehandlung im Frieden und im Kriege. Zweiter Band. Wien: Wilhelm Maudrich 1942.

Charnley, J.: Die konservative Therapie der Extremitätenfrakturen. Berlin-Heidelberg-New York: Springer 1968.

Janik, B.: Die Chirurgie der typischen Handwurzelverletzungen. Arbeitsgemeinschaft Medizinischer Verlage, Halle/Saale: Carl Marhold Verlagsbuchhandlung.

Janik, B.: Kreuzbandverletzungen des Kniegelenks. Berlin: Walter de Gruyter & Co. 1954.

Janik, B., Klose, H.: Frakturen und Luxationen. Berlin: Walter de Gruyter & Co. 1953.

Kessel, F. K., Guttmann, L., Maurer, G.: Neuro-Traumatologie, Band II. Verletzungen der Wirbelsäule und des Rückenmarks. Verletzungen peripherer Nerven. München-Berlin-Wien: Urban & Schwarzenberg 1971.

Küntscher, G.: Praxis der Marknagelung. Stuttgart: Schattauer 1962.

Lange, M.: Orthopädisch-Chirurgische Operationslehre. Ergänzungsband: Neueste Operationsverfahren. München: J. F. Bergmann 1968.

Müller, M. E., Allgöwer, M., Willenegger, H.: Manual der Osteosynthese. Berlin-Heidelberg-New York: Springer 1969.

Müller, M. E., Allgöwer, M., Willenegger, H.: Technik der operativen Frakturenbehandlung. Berlin-Göttingen-Heidelberg: Springer 1963.

Nigst, H.: Spezielle Frakturen- und Luxationslehre Band II/1 Ellenbogen. Stuttgart: Georg Thieme 1965.

Nigst, H.: Spezielle Frakturen- und Luxationslehre, Band III. Hüftgelenk und proximaler Oberschenkel. Stuttgart: Georg Thieme 1964.

Rüedi, T., Moshfegh, A., Pfeiffer, K. M., Allgöwer, M.: Fresh Fractures of the Shaft of the Humerus-Conservative or Operartive Treatment? Reconstr. Surg. Traumat., vol. 14, pp. 65–75 (Karger, Basel 1974).

Schauwecker, F.: Osteosynthese Praxis. Stuttgart: Georg Thieme 1972.

Schauwecker, F., Weller, S.: Die operative Behandlung der Tibiakopf- und subkondylären Tibiafrakturen. Mschr. Unfallheilk. 73, 114–126 (1970).

Slocum, D. B., Larsen, R. L.: Rotary Instability of the Knee. J. Bone Jt. Surg. 50-A, 226 (1968).

Werner, B. G.: Die Verletzungen des oberen Sprunggelenkes. Aktuelle Probleme in der Chirurgie: 3. Bern und Stuttgart: Hans Huber 1966.

Wanke, R., Maatz, R., Junge, H., Lentz, W.: Knochenbrüche und Verrenkungen. München und Berlin: Urban & Schwarzenberg 1962.

Wenzl, H., Krueger, P.: Transossäre Drahtnaht und Zuggurtung: Ideale Osteosynthese der Patellafraktur. Mschr. Unfallheilk. 74, 169–175 (1971).

MIX
Papier | Fördert gute Waldnutzung
FSC® C083411

Zeitfracht Medien GmbH
Ferdinand-Jühlke-Straße 7
99095 Erfurt, Deutschland
produktsicherheit@kolibri360.de